W0171275

Mit freundlicher Empfehlung
überreicht durch

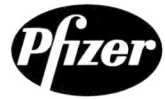

Antimykotika von A–Z

Anwendung und Pharmakologie auf einen Blick

Hans-Jürgen Tietz
Wolfram Sterry

3., neubearbeitete und erweiterte Auflage

Georg Thieme Verlag
Stuttgart · New York

*Bibliografische Information
der Deutschen Bibliothek*

Die Deutsche Bibliothek verzeichnet diese Publikation in der Deutschen National-bibliografie; detaillierte bibliografische Daten sind im Internet über http://dnb.ddb.de abrufbar.

© 2004 Georg Thieme Verlag
Rüdigerstraße 14
D-70469 Stuttgart
Unsere Homepage:
http://www.thieme.de

Printed in Germany 2004

Umschlaggestaltung: Thieme Verlagsgruppe
Umschlagabbildungen: Oben: Aspergillus flavus in Reinkultur, isoliert per Schädel-trepanation von einem 15-jährigen Patienten mit zerebraler Aspergillose. Unten: Die vier häufigsten Candida-Arten in der Intensivmedizin auf diagnostischem CHROMagar:
grün – C. albicans, rot – C. glabrata, rosa – C. krusei, blau – C. tropicalis.
Satz: Schröders Agentur, Berlin
Druck: Grammlich, Pliezhausen
Bindung: real Lachenmaier, Reutlingen

ISBN 3-13-137793-3   1 2 3 4 5 6

Vorwort zur 3. Auflage

Das Spektrum der Antimykotika ist reicher geworden. Substanzen wie Voriconazol, Caspofungin und Itraconazol i.v. erweitern die therapeutischen Möglichkeiten bei den Systemmykosen erheblich. Regelrecht revolutioniert wurde die Behandlung der lebensbedrohlichen Aspergillosen und die der so genannten Non-C.-albicans-Infektionen. Auch bei der Lokalbehandlung von Mykosen gibt es Innovationen wie das neue Shampoo Batrafen® S mit dem Wirkstoff Ciclopirox, das Canesten® Extra Bifonazol Gel oder die inimur® myko Vaginalcreme. Beachtenswert sind die überarbeiteten Therapieleitlinien zur Onychomykose, Tinea capitis und Vulvovaginalkandidose. Auch neue Erregerarten wie Candida dubliniensis und Candida africana rücken immer mehr in den Blickpunkt des therapeutischen Interesses. Es gab somit mehrere Gründe, die „Antimykotika von A–Z" zu überarbeiten und um wichtige Fakten zu ergänzen. Insgesamt sind gegenüber der 2. Auflage 88 Änderungen und Ergänzungen vorgenommen worden. Möge dem kleinen Büchlein ein ähnlicher Auflagen- und Leseerfolg zuteil werden wie in den Jahren zuvor, zumal im neuen Gewand und unter jetziger Obhut des renommierten Thieme-Verlages.

Berlin, im Januar 2004   Hans-Jürgen Tietz

Vorwort zur 2. Auflage

Mensch und Pilz sind Eukaryonten und daher strukturverwandt. Dieser biologische Tatbestand ist einer der Gründe dafür, weshalb es im Unterschied zu den Bakterien weitaus schwieriger ist, Arzneimittel zu entwickeln, die nur den Erreger, nicht aber die menschliche Zelle angreifen. Um so erfreulicher ist es, dass es seit der Erstauflage der „Antimykotika von A–Z" auf diesem Gebiet weitere Innovationen gegeben hat. Neu zugelassen wurde zur Therapie der Onychomykose das Fluconazol. Für Substanzen wie Caspofungin, Itraconazol i.v. und Voriconazol steht eine Zulassung zur Behandlung lebensbedrohlicher Endomykosen unmittelbar bevor. Dies hat uns bewogen, die vorliegende Neuauflage zu erarbeiten.

Neu ist neben der Beschreibung der „Newcomer" auch ein Kapitel über das therapeutische Herangehen bei bestimmten Mykosen. Ebenso wurde in der Neuauflage dem Wandel in der Bezeichnung einzelner Präparate und deren Hersteller Rechnung getragen, sofern dies angesichts der kurzen Halbwertszeit bestimmter Firmen- und Produktnamen überhaupt aktuell sein kann. Die strukturelle Grundidee des Werkes, die Substanzen in ihrer alphabetischen Reihenfolge zu besprechen, hat sich deshalb bewährt. Die Akzeptanz der inzwischen vergriffenen Erstausgabe lag in einer Größenordnung von 18 000 Exemplaren.

Möge auch die nunmehr vorliegende Überarbeitung freundliche Aufnahme finden und für jeden Interessierten zu einer Stütze in Sachen Antimykotika werden.

Berlin, im Herbst 2001   Hans-Jürgen Tietz

Vorwort zur 1. Auflage

Pilzinfektionen haben in fast allen Fachbereichen der Medizin Bedeutung erlangt. Das Spektrum der Erkrankungen reicht vom Therapieproblem Nagelpilz und anderen Dermatomykosen über die vaginalen Kandidosen, der Frage nach der Relevanz von Sproßpilzen im Darm bis hin zu lebensbedrohlichen Infektionen bei reduzierter Abwehrlage.

Das vorliegende Büchlein wendet sich an eine breite Leserschaft: Krankenhausärzte, Dermatologen, Gynäkologen, Pädiater, Internisten, Mikrobiologen und Hausärzte, an all jene, die dem mannigfaltigen Problem Mykose gegenüberstehen.

Aus Sicht der Autoren zur rechten Zeit, denn in den letzten Jahren kam es neben dem Wandel der Erkrankungen und ihrer Erreger auch zu Fortschritten in der systemischen und topischen Therapie von Mykosen. Ob Fluconazol, Itraconazol, Terbinafin, liposomales Amphotericin B bei den Systemantimykotika, Ciclopiroxolamin oder Sertaconazol im topischen Bereich – das Arsenal der Antimykotika ist ganz wesentlich bereichert worden.

Mit den neuen Präparaten wuchs auch das Wissen um die natürlichen Unterschiede in den Empfindlichkeitsmustern einzelner Erregergruppen und Pilzspezies und damit auch die Kenntnis von Erregerlücken in den Wirkungsspektren. Dies stellt den Therapeuten vor zusätzliche Anforderungen, wobei das vorliegende Nachschlagewerk eine Stütze bieten möchte.

Von den Autoren wird der Versuch unternommen, Grundsätzliches über die Medikamente mit eigenen Erfahrungen in der Therapie von Pilzerkrankungen zu verbinden. Besprochen werden die Antimykotika in alphabetischer Reihenfolge der Wirkstoffe. Das Auffinden des jeweiligen Präparates wird auch vom Handelsnamen her leicht möglich sein.

Berlin, im Frühjahr 1999   Hans-Jürgen Tietz

Adressen

Prof. Dr. med. habil. Hans-Jürgen Tietz
Institut für Pilzkrankheiten
Luisenstr. 50
10117 Berlin

Prof. Dr. med Wolfram Sterry
Universitätsklinikum Charité
Medizinische Fakultät der
Humboldt-Universität zu Berlin –
Campus Charité Mitte
Klinik für Dermatologie, Venerologie
und Allergologie
Schumannstr. 20/21
10117 Berlin

Inhalt

1 Einteilung der Antimykotika und Wirkungsmechanismen

1.1 Warenzeichen von A–Z und deren Substanz

Die Warenzeichen sind alphabetisch geordnet mit Angabe der Wirksubstanz und der Seitenzahl ihrer Beschreibung. Diese Übersicht erlaubt es, das gewünschte Antimykotikum auch bei alleiniger Kenntnis des Warenzeichens aufzufinden.

Bitte beachten Sie jedoch, dass diese Arzneimittelnomenklatur einem ständigen Wandel unterliegt und angesichts der Vielfalt der Warenzeichen bei einigen Substanzen hierzu eine Auswahl vorgenommen werden musste.

Handelsname	Substanz	Seite
A		
Adiclair®	Nystatin	104
AmBisome®	Amphotericin B	26
Ampho-Moronal®	Amphotericin B	67
Amphotericin B	Amphotericin B	26
Amykon®	Miconazol	95
Ancotil®	Flucytosin	38
Antifungol®	Clotrimazol	78
ARU® Spray C	Clotrimazol	78
Azutrimazol®	Clotrimazol	78
B		
Batrafen®	Ciclopiroxolamin/Ciclopirox	74
Benzoderm myco	Clotrimazol	78
Bifomyk®	Bifonazol	70
Bifon	Bifonazol	70
Biofanal®	Nystatin	104
C		
Candazol	Clotrimazol	78
Candio-Hermal®	Nystatin	104
Canesten®	Clotrimazol	78
Canesten® Extra	Bifonazol	70
Canifug®	Clotrimazol	78
CANCIDAS®	Caspofungin	30
Castellani	Miconazol	95

Handelsname	Substanz	Seite
H		
Halfungin	Clotrimazol	79
I		
Imazol®	Clotrimazol	79
Infectosoor	Miconazol	95
inimur® myko	Ciclopiroxolamin	74
J		
Jenamazol®	Clotrimazol	79
K		
KadeFungin®	Clotrimazol	79
L		
Lamisil®	Terbinafin	56, 113
Likuden® M/M500	Griseofulvin	41
Lederlind	Nystatin	104
Loceryl®	Amorolfin	64
Lomexin®	Fenticonazol	88
M		
Micotar®	Miconazol	95
Moronal®	Nystatin	104
Mycofug®	Clotrimazol	79
Mykohaug	Clotrimazol	79
Mycospor®	Bifonazol	70
Myfungar®	Oxiconazol	109
Myko Cordes®	Clotrimazol	79
Mykoderm®	Miconazol/Nystatin	95, 104
Mykofungin®	Clotrimazol	79
Mykontral®	Tioconazol	115
MykoPosterine® N	Nystatin	104
Mykosert®	Sertaconazol	111
Mykotin® mono	Miconazol	95
Mykundex®	Nystatin	104
Mystaderm	Nystatin	105
N		
Nagel Batrafen®	Ciclopirox	74
Nizoral®	Ketoconazol	52, 93
Nystatin Holsten FT	Nystatin	105

1.2 Substanzen von A–Z und deren Warenzeichen

Nachfolgend sind die Wirkstoffe (Substanzen) der Antimykotika alphabetisch geordnet mit Angabe wichtiger Warenzeichen und der Seitenzahl ihrer Beschreibung.

Substanz	Handelsname	Seite
Amorolfin	Loceryl® Creme	64
	Loceryl® Nagellack Lösung	64
Amphotericin B	AmBisome®	26
	Ampho-Moronal® Creme	67
	Ampho-Moronal® V Creme	67
	Ampho-Moronal® Lutschtabletten	67
	Ampho-Moronal® Salbe	67
	Ampho-Moronal® V Salbe	67
	Ampho-Moronal® Suspension	67
	Ampho-Moronal® Tabletten	67
	Amphotericin B Trockensubstanz	26
Bifonazol	Bifomyk® Creme	70
	Bifomyk® Gel	70
	Bifomyk K® Lösung/Pumpspray	70
	Bifon Creme	70
	Bifon Gel	70
	Bifon Lösung	70
	Canesten® Extra Bifonazol Creme	70
	Canesten® Extra Bifonazol Gel	70
	Canesten® Extra Bifonazol Pumpspray	70
	Canesten® Schuppen Shampoo Plus	70
	Mycospor® Creme	70
	Mycospor® Lösung/Pumpspray	70
	Mycospor® Nagelset, Salbe	70
Caspofungin	CANCIDAS® MSD 50 mg, 70 mg	30
Ciclopiroxolamin	Batrafen® Creme	74
	Batrafen® Gel	74
	Batrafen® Lösung	74

Substanz	Handelsname	Seite
	cutistad® Spray, Lösung als Pumpspray	79
	cutistad® Puder	79
	durafungol® Creme	79
	durafungol® Vaginalcreme	79
	durafungol® Vaginaltabletten	79
	Fungiderm® Lösung	79
	Fungizid-ratiopharm® Creme	79
	Fungizid-ratiopharm® Pumpspray	79
	Fungizid-ratiopharm® Vaginalcreme	79
	Fungizid-ratiopharm® Vaginaltabletten	79
	Gilt® Creme	79
	Gilt® Lösung, Tropfflasche	79
	Gilt® Lösung, Pumpspray	79
	gyno Canesten® Vaginalcreme	79
	gyno Canesten® Vaginaltabletten	79
	gyno Canesten® Kombipackung	79
	Imazol® Creme	79
	Imazol® Paste	79
	Imazol® comp. Creme	79
	Jenamazol® Vaginalcreme	79
	Jenamazol® Ovulum	79
	Jenamazol® Vaginaltabletten	79
	KadeFungin® Vaginalcreme	79
	KadeFungin® Vaginaltabletten	79
	Mycofug® Creme	79
	Mycofug® Lösung	79
	Myko Cordes® Creme	79
	Myko Cordes® Lösung	79
	Mykofungin® Creme	79
	Mykofungin® Vaginaltabletten	79
	Mykofungin® Vaginalcreme	79
	Mykofungin® Kombipackung	79
	Ovis® Neu Lösung /Pumpspray	79

Substanz	Handelsname	Seite
	Mykotin® mono Creme	95
	Mykotin® Mundgel	95
Naftifin	Exoderil® Creme	99
	Exoderil® Gel	99
	Exoderil® Lösung	99
Natamycin	Deronga® Heilpaste	101
	Pima-Biciron® N Augensalbe	101
	Pimafucin® Creme	101
	Pimafucin® Dragees magensaftresistent	101
	Pimafucin® Lutschtabletten zuckerfrei	101
Nystatin	Adiclair® Creme	104
	Adiclair® Filmtabletten	104
	Adiclair® Salbe	104
	Adiclair® Suspension	104
	Adiclair® Mundgel	104
	Adiclair® Vaginaltabletten	104
	Adiclair® Kombipackung	104
	Biofanal® Dragees	104
	Biofanal® Salbe	104
	Biofanal® Suspension	104
	Biofanal® Vaginaltabletten	104
	Biofanal® Kombinationspackung	104
	Candio-Hermal® Creme	104
	Candio-Hermal® Dragees	104
	Candio-Hermal® Fertigsuspension	104
	Candio-Hermal® Mundgel	104
	Candio-Hermal® Paste	104
	Candio-Hermal® Salbe	104
	Candio-Hermal® Softpaste	104
	Cordes® Nystatin SoftPaste	104
	Fungireduct® Salbe	104
	Lederlind® Heilpaste	104
	Lederlind® Mundgel	104
	Moronal® Dragees	104
	Moronal® Genitalcreme	104

Substanz	Handelsname	Seite
Tolciclat	Fungifos® Creme	117
	Fungifos® Lösung	117
Tolnaftat	Tinatox® Creme	119
	Tinatox® Lösung	119
	Tolnaftat Puder N	119
	Tolnaftat Spray	119
	Tonoftal® Creme	119
	Tonoftal® Lösung	119
	Tonoftal® Puder	119
Voriconazol	Vfend® 200 mg Pulver	
	(zur Herstellung einer Infusionslösung)	60
	Vfend® Filmtabletten (50 mg, 200 mg)	60

1.3 Substanzklassen und deren Wirkstoffe

1.3.1 Substanzklassen und Wirkungsmechanismen

Die in der Humanmedizin angewandten Antimykotika kommen aus 10 verschiedenen Substanzklassen:
Allylamine
Benzofurane
Echinocandine
Hydroxpyridone
Imidazole
Morpholine
Polyene
Pyrimidine
Thiocarbamate
Triazole

Hauptangriffspunkte der Antimykotika sind die zytoplasmatische Membran, die Nukleinsäuresynthese, die Kernteilung sowie Eingriffe in den Chitinaufbau, die Enzymregulation und die Atmungskette. Abbildung 1 kennzeichnet die Wirkungsorte der einzelnen Substanzklassen in der Pilzzelle. Die meisten Präparate zielen auf das Ergosterol, den Schlüsselbaustein der Plasmamembran, wobei die Einflussnahme der Substanzklassen auf unterschiedlichem Syntheseniveau erfolgt.
Die Kenntnis der Wirkungsmechanismen der Antimykotika ist von großer Wertigkeit, da in der Behandlung von Mykosen mitunter Kombinationen indiziert sind, die nur dann sinnvoll sind, wenn die Präparate aufgrund differenter Wirkungsorte synergistische Effekte hervorbringen. Beispiele sind die Kombination Amphotericin B/5-Flucytosin bei Endomykosen bzw. topisches/systemisches Antimykotikum bei Dermatomykosen.
Vom Wirkungsmodus ist zwischen fungistatischen und funfiziden Präparaten zu unterscheiden, wobei nur Amphotericin B, Terbinafin und Ciclopirox(-olamin) über eine ausgesprochene Fungizidie verfügen.
Die Wirkungsmechanismen der Antimykotikaklassen sind nachfolgend kurz beschrieben.

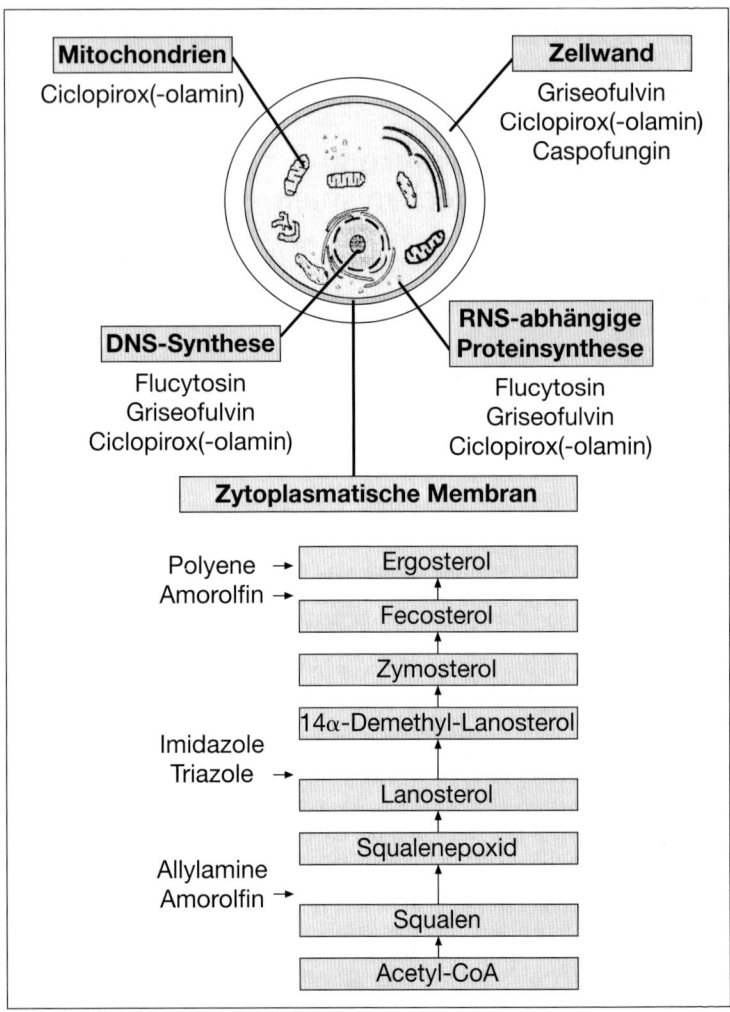

Abb. 1: Zielorte der Antimykotika-Gruppen in der Pilzzelle

Allylamine (Terbinafin, Naftifin)

Angriffsort ist die zytoplasmatische Membran mit dem Zielpunkt Squalen-epoxidase. Die Hemmung dieses Enzyms bewirkt die Akkumulation von Squalenen in der Pilzzelle und verhindert die Produktion des für die Biosynthese von Ergosterol essenziellen Lanosterol. Die Doppelwirkung von Ergosterolmangel und Squalenakkumulation erklären den fungiziden Wirkungsmodus. Terbinafin ist fettlöslich und außerordentlich keratinophil, was durch hohe Konzentrationen in Haut, Haaren und Nägeln zum Ausdruck kommt.

Azole (Imidazole und Triazole)

Angriffsort ist ebenfalls die zytoplasmatische Membran. Der Eingriff in die Ergosterolsynthese erfolgt jedoch später als bei den Allylaminen, auf dem Niveau des bereits synthetisierten Lanosterol. Diese Vorläufersubstanz des Ergosterols wird durch Hemmung des Cytochrom-P-450-Enzyms 14-d-Demethylase nicht demethyliert, wodurch nur in die Membran nicht einbaufähiges 14-d-Methylsterol produziert wird. Dieser Ergosterol-Hemmmechanismus ist für alle Azolderivate universal. Nuancen ergeben sich durch zusätzliche Einflüsse auf die Fettsäuresynthese und andere Kofaktoren. Das Triazol Itraconazol ist außerordentlich lipophil und keratinophil, wodurch es zu einer hohen Anreicherung und langen Verweildauer in Haut, Nägeln und Sebum sowie einer raschen Plasmaelimination kommt.

Benzofurane (Griseofulvin)

Das Wirkungsprinzip beruht auf dem so genannten curling effect.
Dabei handelt es sich um ein mechanisches Eindrehen von Hyphen bei Dermatophyten, die auf diese Weise die Fähigkeit verlieren, auf kürzestem Weg die Epidermis zu durchqueren. Der Pilz wird auf engem Raum arretiert und von der Haut abgeschilfert. Biochemisches Substrat ist die antimetabolitische Wirkung von Griseofulvin im Nukleinsäurestoffwechsel durch Komplexbildung mit Purinen, was Störungen in der mRNS-Synthese hervorruft, die Kernteilung beeinträchtigt und durch Interferenz mit der Chitin-Biosynthese zu Defekten beim Zellwandaufbau führt, unter langer Medikation zerplatzt die Pilzzelle.

Echinocandine (Caspofungin)

Angriffsort der Echinocandine ist die Synthese einer Zellwandkomponente, des β-(1,3)-D-Glucans, das durch die zellmembranständige β-(1,3)-D-Glucan-Synthetase durch Ausschleusung von UDP-Glukose aus dem Zytoplasma und Einbau in die wachsende β-(1,3)-D-Glucan-Kette synthetisiert wird. Die Hemmung dieser Aktivität durch die Echinocandine (= Lipopeptide) zerstört die Integrität der Zellwand und führt zum Absterben der Pilzzelle. Echinocandine wirken fungizid.

Polyene (Amphotericin B, Natamycin, Nystatin)

Zwischen Polyenen und dem wichtigsten Baustein der pilzlichen Zytoplasma-membran, dem bereits synthetisierten Ergosterol, kommt es zur irreversiblen Komplexbildung. Die Erhöhung der Membranpermeabilität durch Poren-bildung führt zum Verlust von Zuckern, Proteinen und Nukleotiden und somit zum Zelltod. Der fungizide Effekt ist abhängig von der Größe des Makrolid-ringes, wobei Amphotericin B zwar das wirksamste aller Antimykotika ist, aber auch die Substanz mit der höchsten Toxizität. Polyene sind wasserunlös-lich, lipophil und weder durch Hämodialyse noch durch Peritonealdialyse eli-minierbar.

Morpholine (Amorolfin)

Amorolfin interferiert mit mindestens zwei Enzymen der Ergosterolbiosyn-these: der Δ_{14}-Reduktase und der Δ_{7-8}-Isomerase, inhibiert vermutlich aber auch die Squalenepoxidase. Die Folgen sind eine Akkumulation von Squalenen und die Produktion „falscher" Sterole aus Fecosterol wie Ignosterol, das nicht für die Biosynthese von Ergosterol verwendet werden kann. Die Störung der Ergosterolsynthese erfolgt somit auf verschiedenen Ebenen.

(Hydroxy)Pyridone (Ciclopiroxolamin)

Der fungizide Inhibitionsmechanismus beruht auf der irreversiblen Bindung des Antimykotikums an Zellwand, zytoplasmatische Membran und Mito-chondrien und ist demzufolge multifaktoriell. Es wird die Aufnahme lebens-wichtiger Aminosäuren, von Glukose, Kalium und Phosphat verhindert. Dieser Mangel an essenziellen Substanzen führt zur Hemmung der Protein-, RNS- und DNS-Synthese sowie der Synthese von Adhäsionsmolekülen. Fungizidie ent-steht durch Bindung von Fe^{3+} oder Al^{3+} zu Chelatkomplexen und die Inhibition von Katalase in der Atmungskette, wodurch das anfallende zelltoxische Wasserstoffperoxid (H_2O_2) nicht mehr metabolisiert werden kann.

Neben seinem fungiziden Effekt hemmt Ciclopiroxolamin die Auskeimung von Sporen und das Wachstum von Myzel. Die Pilzsporen werden in ihrem stoffwechselarmen Ruhestadium abgetötet. In dieser Phase sind sie, aufgrund der abgeschalteten Ergosterolbiosynthese, gegenüber fast allen anderen Anti-mykotika unempfindlich.

Pyrimidine (5-Flucytosin)

Die halogenierte Pyrimidinbase Flucytosin ist ein Antimetabolit des Cytosin. Nach selektiver Aufnahme in die Pilzzelle mittels Cytosinpermease erfolgt durch intrazelluläre Desaminierung die Umwandlung in 5-Fluorouracil, das als „falsche Base" in die Zell-RNS eingebaut wird. Damit kommt es zur fungi-statischen Fehlprogrammierung der pilzeigenen DNS- und Proteinsynthese.

Infolge der raschen Resistenzentwicklung ist der Einsatz von 5-Flucytosin jedoch als Monotherapeutikum abzulehnen. Eine orale Applikationsform ist in Deutschland nicht mehr verfügbar.

Thiocarbamate (Tolnaftat, Tolciclat)

Obwohl die synthetischen Naphthylthiocarbamate bereits Anfang der sechziger Jahre entwickelt wurden, ist der Wirkungsmechanismus der Präparate noch völlig unbekannt. Mikromorphologisch sind Zellwandschäden nachweisbar. Das erreichbare Erregerspektrum ist auf Dermatophyten und Aspergillus niger beschränkt.

1.3.2 Substanzklassen und Wirkungsspektren

Die unterschiedlichen Wirkungsspektren der Antimykotika in bezug auf Dermatophyten, Hefen und Schimmelpilze sind in Tabelle 1 aufgeführt. Auf Besonderheiten innerhalb der Gruppen, insbesondere hinsichtlich spezifischer Erregerlücken einzelner Präparate, wird bei der Einzelbesprechung der Antimykotika eingegangen.

Tabelle 1. Wirkungsspektren der Antimykotika in bezug auf Dermatophyten (D), Hefen (H) und Schimmelpilze (S)

Substanzklasse	Substanz	Wirkungsspektrum
Allylamine	Naftifin	D, H, S
	Terbinafin	D, (H), (S)
Benzofurane	Griseofulvin	D
Echinocandine	Caspofungin	H, S
Imidazole	Bifonazol	D, H, S
	Clotrimazol	
	Croconazol	
	Econazol	
	Fenticonazol	
	Isoconazol	
	Ketoconazol	
	Miconazol	
	Oxiconazol	
	Tioconazol	
	Sertaconazol	
Morpholine	Amorolfin	D, H, S
Polyene	Amphotericin B	H, S
	Natamycin	
	Nystatin	
Pyridone	Ciclopirox(-olamin)	D, H, S
Pyrimidine	Flucytosin	H, (S)
Thiocarbamate	Tolnaftat	D
	Tociclat	
Triazole	Fluconazol	D, H,
	Itraconazol	D, H, S
	Voriconazol	D, H, S

1.3.3 Substanzen von A–Z und deren Anwendungsgebiete

Für die Therapie von Pilzinfektionen stehen gegenwärtig 25 antimyzetische Wirkstoffe (Substanzen) zur Verfügung, deren Klassenzugehörigkeit und Einsatzgebiete nachfolgend ausgewiesen sind.

Substanz	Antimykotika-klasse	Anwendungsgebiete
A		
Amorolfin	Morpholin	Dermatomykosen
Amphotericin B	Polyen	Endomykosen
		Schleimhautmykosen
		orointestinale Dekontamination
B		
Bifonazol	Imidazol	Dermato- und Schleimhautmykosen
C		
Caspofungin	Echinocandin	Endomykosen
		Schleimhautmykosen
Ciclopirox(-olamin)	Pyridon	Dermato- und Schleimhautmykosen
Clotrimazol	Imidazol	Dermato- und Schleimhautmykosen
Croconazol	Imidazol	Dermatomykosen
E		
Econazol	Imidazol	Dermato- und Schleimhautmykosen
F		
Fenticonazol	Imidazol	Dermato- und Schleimhautmykosen
Fluconazol	Triazol	Endomykosen
		Dermato- und Schleimhautmykosen
Flucytosin	Pyrimidin	Endomykosen
G		
Griseofulvin	Benzofuran	Dermatomykosen
I		
Isoconazol	Imidazol	Dermatomykosen
Itraconazol	Triazol	Dermato- und Schleimhautmykosen
		Endomykosen

Substanz	Antimykotika-klasse	Anwendungsgebiete
K Ketoconazol	Imidazol	Dermatomykosen
M Miconazol	Imidazol	Dermato- und Schleimhautmykosen (Endomykosen)
N Naftifin	Allylamin	Dermatomykosen
Natamycin	Polyen	(Dermato- und) Schleimhautmykosen orointestinale Dekontamination
Nystatin	Polyen	(Dermato- und) Schleimhautmykosen orointestinale Dekontamination
O Oxiconazol	Imidazol	Dermato- und Schleimhautmykosen
S Sertaconazol	Imidazol	Dermatomykosen
T Terbinafin	Allylamin	Dermatomykosen
Tioconazol	Imidazol	Dermato- und Schleimhautmykosen
Tolciclat	Thiocarbamat	Dermatomykosen
Tolnaftat	Thiocarbamat	Dermatomykosen
V Voriconazol	Triazole	Schleimhautmykosen Endomykosen

2 Beschreibung der Antimykotika von A–Z

2.1 Systemische Antimykotika

Systemische Antimykotika

Systemische Antimykotika

2.1.1   Amphotericin B

Warenzeichen

Amphotericin B Trockensubstanz
AmBisome® Trockensubstanz

Hersteller

Bristol-Myers Squibb
GILEAD

Stoffgruppe: Polyen

Anwendungsgebiete

Schwere systemische einheimische (Kandidose, Aspergillose, Kryptokokkose) und generalisierte außereuropäische Mykosen (Histoplasmose, Blastomykose, Coccidioidomykose)
Liposomales Amphotericin B des Weiteren bei Nierenschädigung oder Unverträglichkeit von konventionellem Amphotericin B sowie viszeraler Leishmaniose bei immunkompetenten und immuninkompetenten Patienten

Pharmakologische Eigenschaften

Wirkungsart:	fungizid
Wirkungsmechanismus:	Bindung an Ergosterol der Zellmembran
T/2 Plasma:	biphasisch, initial 20–24 h, terminal bis 15 d
Bioverfügbarkeit:	90–95 %
Ausscheidung:	biliär/renal (tgl. ca. 5 %)
Besonderheiten:	Antimykotikum mit der bisher größten Wirksamkeit, aber auch der höchsten Toxizität, wasserunlöslich, sehr lipophil, nicht dialysabel, schlechte Gewebepenetration und Liquorgängigkeit.
	Neuere Azole zeigen in vitro vergleichbare, in vivo und klinisch sogar überlegene Wirksamkeit (Voriconazol).
	Nach einer Infusion von AmBisome® bleibt das Amphotericin B in den Liposomen gebunden und wird erst am Wirkungsort durch Fusion der Liposomen mit der Zellwand des Pilzes bzw. der Parasiten freigegeben. Eine Fusion der Liposomen an tierischen Zellen ist dagegen gering. Hohe Plasmaspiegel und AUC-Werte ermöglichen eine hochgradige Arzneimittelexposition am Wirkungsort.

Kommentar: Mischungen von Amphotericin B in Fett zeigen nicht die erhoffte Nebenwirkungsminderung, sind galenisch instabil und mit einem Embolierisiko behaftet. Derartige Formulierungen sollten deshalb nicht verabreicht werden.

Klinisch wichtige Erreger

Hefen	*Schimmelpilze*	*Dimorphe Pilze*
Candida	Aspergillus	Histoplasma
Cryptococcus	Mucor	Blastomyces
Trichosporon	Fusarium	Coccidioides
		Sporothrix

Erregerlücken

Hefen	*Schimmelpilze*
Candida lusitaniae	Pseudoallescheria
	Paecilomyces
	Acremonium
	Aspergillus terreus
	Aspergillus flavus

Kommentar: Dermatophyten sind zwar empfindlich, aus pharmakokinetischer Sicht jedoch kein Anwendungsgebiet für Amphotericin B.

Kontraindikationen

Überempfindlichkeit mit Ausnahme vitaler Indikation, schwere Leber- und Nierenfunktionsstörungen (konventionelles Amphotericin B).

Unerwünschte Wirkungen

akut:	allergische Sofortreaktionen mit Glottisödem, Gefäßdilatation bis zum Schock möglich; Fieber, Schüttelfrost, Thrombophlebitis, Übelkeit, Erbrechen
chronisch:	gesamtdosisabhängige Nierenschädigung durch Vasokonstriktion mit Abfall der glomerulären Filtrationsrate

Maßnahmen zur Reduktion unerwünschter Wirkungen bei Einsatz von konventionellem Amphotericin B

1. Vor Therapiebeginn Gabe einer Testdosis von 10 mg über 5 min bzw. 0,1 mg/kg
   – Bei Reaktivität Absetzen des Medikamentes
   – Bei Ausbleiben der Reaktion Verabreichung der vollen Tagesdosis möglich
2. Zur Abschwächung von Unverträglichkeitsreaktionen wie Fieber, Schüttelfrost, Erbrechen Gabe von Promethazin und/oder Pethidin
3. Zur Senkung der Thrombophlebitishäufigkeit Zugabe von 1000 E Heparin zur Infusionslösung

Systemische Antimykotika

4. Reduktion der Nephrotoxizität
   – Kurzzeitinfusion über 30–60 min
   – Kochsalzbehandlung
     Entweder Infusion von 170 mval NaCl (100 ml 10%ige NaCl-Lösung) bzw.
     1000 ml 0,9 % NaCl nach Amphotericin-B-Gabe oder Kombination mit
     Flucytosin (wodurch neben der zusätzlichen Flüssigkeitsgabe und dem
     synergistischen Effekt auch eine adäquate NaCl-Zufuhr gewährleistet ist)
   – Anwendung von praktisch atoxischem, allerdings kostenintensivem
     liposomalem Amphotericin B mit einer bis zu fünffach möglichen Dosis-
     steigerung

Interaktionen

Flucytosin
Synergismus

Herzglycoside, Glukokortikoide, ACTH, Muskelrelaxans
Die Wirkung dieser Präparate kann durch Hypokaliämie verstärkt werden

Alkylanzien, Colistin, Ciclosporin, Cisplatin, Diuretika, Vancomycin
Potenzierung der Nephrotoxizität von Amphotericin B

Elektrolythaltige Lösungsmittel (Natriumchloridlösung!), Benzylalkohol
Ausfällung von Amphotericin B. Daher genaue Einhaltung der Zubereitungs-
protokolle laut Beipackzettel!

Dosierung

Dosis i.v.	Amphotericin B	
	konventionelles	*liposomales*
Testdosis	0,1 mg/kg über 5 min	entfällt
initial 1h danach	0,5 mg/kg/d in 3h	1,0 mg/kg/d
tgl. Steigerung auf	1,0 mg/kg/d	3,0 mg/kg/d
max. Tagesdosis	1,5 mg/kg	4,0 mg/kg
Gesamtdosis	4 g	16 g
Dosis intrathekal	0,2–0,5 mg alle 48–72 h	
Therapiedauer	3–4 (–12) Wochen	

Kommentar: Die Tagesdosis von konventionellem Amphotericin B sollte nicht
mehr als 1,0 mg/kg KG/d bzw. 1,5 mg/kg KG jeden 2. Tag alternierend betra-
gen.
In Kombination mit Flucytosin kann die Tagesdosis auf auf 0,3–0,6 mg/kg KG
reduziert werden.

Bei Monotherapie von Amphotericin B zwecks Senkung der Nephrotoxizität *separate* Infusion von 1000 ml 0,9%iger NaCl-Lösung.

Kinder sollten beginnend mit einer sehr niedrigen Dosis Amphotericin B behandelt werden bis zu einer Steigerung der Gesamttagesdosis auf 1–2 mg bzw. 0,25 mg/kg KG. Im Falle von liposomalem Amphotericin B Dosis/kg KG wie bei Erwachsenen.

Die maximale Tagesdosis von liposomalem Amphotericin B wurde in Fallberichten bereits bis zu 15 mg/kg KG gesteigert. Die maximal dokumentierte Gesamtdosis lag bei 42,88 g und einer Therapiedauer von 10 Monaten.

Achtung!

Die Zubereitung der Amphotericin-B- und AmBisome-Infusionslösungen muss streng nach Protokoll der Hersteller erfolgen. Keine Rekonstitution in Natriumchloridlösungen.

Zubereitung unter aseptischen Kautelen, da weder die Ausgangssubstanzen noch die spezifizierten Lösungen Konservierungsmittel enthalten.

Systemische Antimykotika

Systemische Antimykotika

2.1.2 Caspofungin

Warenzeichen   **Hersteller**
CANCIDAS® 70 mg   MSD SHARP & DOHME GmbH
CANCIDAS® 50 mg   MSD SHARP & DOHME GmbH

Stoffgruppe: Echinocandin

Anwendungsgebiete
Wirksam bei invasiven Aspergillosen und Kandidosen, in Deutschland seit 2002 zur Behandlung der invasiven Aspergillose bei Patienten, deren Systemmykosen sich gegenüber anderen Mitteln (Amphotericin B, Lipidformulierungen von Amphotericin B und/oder Itraconazol) als refraktär erwiesen haben bzw. diese Therapieformen nicht vertrugen, zugelassen. Zulassung durch die EMEA für Behandlung bei invasiver Candidiasis von nicht neutropenischen Patienten.

Pharmakologische Eigenschaften

Wirkungsart:	fungizid (Candida), fungistatisch (Aspergillus)
Wirkungsmechanismus:	Hemmung der β-(1,3)-D-Glucan-Synthese
T/2 Plasma:	triphasisch, klinisch relevante β-Phase ca. 6.–48. Stunde mit $T_{1/2}$ = 9–11 h
Ausscheidung:	innerhalb von 27 Tagen 35 % fäkal und 41 % renal (nur 1,4 % als aktiver Wirkstoff)
Besonderheiten:	Antimykotikum mit breiter Wirksamkeit und guter Verträglichkeit; nur parenteral; gut wasserlöslich; nichtoxidativer, nicht Cytochrom-P-450-abhängiger Metabolismus durch N-Acetylierung und Hydrolyse; Plasmapharmakokinetik, bestimmt durch Verteilung ins Gewebe und nicht durch Metabolisierung und Exkretion, die erst ca. 30 h nach Infusion beginnt; nicht hämodialysierbar

Klinisch wichtige Erreger

Hefen	*Schimmelpilze*	
Candida albicans	Aspergillus	Pneumocystis carinii
Candida glabrata		

Erregerlücken

Hefen	*Schimmelpilze*
Cryptococcus	Mucor
	Fusarium
Candida parapsilosis	
Candida guilliermondii	

Kommentar: Wirksam gegen die meisten Candida-Arten einschließlich azol- und polyenresistenter C.-albicans-Stämme. Die Erfolgsquote liegt bei C. albicans mit 63,9 % niedriger als bei non-albicans 80,0 %. Stämme wie C. parapsilosis können wahrscheinlich mit leicht erhöhter Dosis abgetötet werden. Aufgrund der noch ausstehenden Etablierung der In-vitro-Sensibilitätstestung und der Festlegung von Grenzwerten ist eine Bewertung der Empfindlichkeit anderer pathogener Pilze noch nicht möglich. Die minimale Hemmkonzentration von Caspofungin für verschiedene Candida spp. liegt zwischen 0,125 und größer 8 (C. albicans > 8, C. tropicalis >8, C. parapsilosis >8). Die Testung ist noch nicht standardisiert, Ergebnisse daher vorsichtig bewerten. Im Tierexperiment verstärkte Caspofungin synergistisch die Aktivität von Amphotericin B gegen Cryptococcus neoformans. Eine überlegene Wirksamkeit gegenüber Amphotericin B konnte bisher nicht gezeigt werden.

Kontraindikationen

Nur nach Nutzen-Risiko-Abwägung in Schwangerschaft und Stillzeit. Kinder und Jugendliche unter 18 Jahren vorerst ausgeschlossen, da noch keine Erfahrungen und Zulassung vorliegen. Gleichzeitige Gabe von Ciclosporin A.

Unerwünschte Wirkungen

akut:	Fieber, Schüttelfrost
ZNS:	Kopfschmerz
Magen-Darm-Trakt:	Diarrhö, Übelkeit, Erbrechen
Leber:	reversibler Anstieg der Serumtransaminasen
Gefäßsystem:	Phlebitis
Niere:	nephrotoxische Effekte 8,4 %
	Klinisch unerwünschte Ereignisse 29 %

Interaktionen

Amphotericin B, Itraconazol:	Keine klinisch relevanten Interaktionen
Ciclosporin A:	Kein Einfluss auf die Pharmakokinetik von Ciclosporin A, Anstieg der Serumtransaminasen auf das 2- bis 3fache des Normbereichs möglich
Tacrolimus:	Reduktion der AUC von Tacrolimus um 20 %
P-450-Induktoren:	Reduktion der Caspofungin-Konzentration möglich

Kommentar: Kombination mit Ciclosporin A nur bei solchen Patienten, für die der zu erwartende Nutzen das mögliche Risiko rechtfertigt, Dosisanpassung von Tacrolimus nach Spiegelkontrolle, bei P-450-Induktoren Dosiserhöhung von Caspofungin auf 70 mg/d erwägen. Caspofungin scheint in Kombination mit Voriconazol ein attraktiver Kombinationspartner zu sein, was jedoch in klinischen Studien noch geprüft werden muss. Ohne ausreichende klinische

Systemische Antimykotika

Prüfung bleiben Kombinationstherapien therapierefraktären Erkrankungen vorbehalten.

Dosierung
am 1. Tag 1 x 70 mg
danach 1 x 50 mg/d
Behandlungsdauer: Endomykosen nicht unter 2 Wochen

Kommentar: Bei Niereninsuffizienz ist keine Dosisanpassung erforderlich. Caspofungin ist nicht hämodialysierbar. Bei mäßiger Leberinsuffizienz (Child-Pugh score 7–9) sollte die Erhaltungsdosis auf 35 mg/d reduziert werden. Zur Anpassung der Pharmakokinetik bei schwerer Leberinsuffizienz liegen noch keine Daten vor.

2.1.3 Fluconazol

Warenzeichen	**Hersteller**
Diflucan® 50 mg/100 mg/200 mg Kapseln	Pfizer
Diflucan® Saft (50 mg/10 ml)	Pfizer
Diflucan® Trockensaft 50 mg/5 ml	Pfizer
Diflucan® i.v. 100 mg/200 mg/400 mg	Pfizer
Diflucan® Derm 50 Kapseln	Pfizer
Diflucan® Derm Saft (50 mg/10 ml)	Pfizer
Fungata® Kapsel (150 mg)	Mack, Illert.

Stoffgruppe: Triazol

Anwendungsgebiete

– Haut-, Schleimhaut- und Endomykosen, außereuropäische Mykosen
  (Histoplasmose, Blastomykose, Kokzidioidomykose)
– Prophylaxe und Therapie systemischer Kandidosen
– Kryptokokkenmeningitis (Suppressionstherapie)
– mukokutane Kandidose
– Single-shot-Therapie bei vaginaler Kandidose (Fungata®)
– Mykosen bei Immundefekten (AIDS) und deren Langzeitprophylaxe
– chronisch rezidivierende Vaginalkandidose und Rezidivprophylaxe
– anthropophile und zoophile Dermatomykosen bei Kindern
– Onychomykose

Pharmakologische Eigenschaften

Wirkungsart:	fungistatisch bis fungizid
Wirkungsmechanismus:	Blockierung der essenziellen Ergosterol-Synthese
T/2 Plasma:	30 h (Kinder 12–20 h)
Bioverfügbarkeit:	> 90 %
Ausscheidung:	vorwiegend renal
Besonderheiten:	parenteral/oral, sehr gut liquorgängig (75 % Serum), dialysierbar

Klinisch wichtige Erreger

Hefen	*Dermatophyten*	*Dimorphe Pilze*
Candida africana	Microsporum	Histoplasma
Candida albicans	Trichophyton	Blastomyces
Candida parapsilosis	Epidermophyton	Coccidioides
Candida tropicalis		
Candida glabrata*		
Cryptococcus		

* Candida glabrata durch Dosisanpassung auf 800 mg/d erfassbar

Erregerlücken

Hefen	*Dermatophyten*	*Schimmelpilze*	*Dimorphe Pilze*
Candida dubliniensis	T. interdigitale	Mucor	Sporothrix
Candida krusei	T. mentagrophytes	Fusarium	
Candida guilliermondii		Aspergillus	
		Scopulariopsis	

Kontraindikationen

Nicht zur Prophylaxe und Therapie von Infektionen durch Schimmelpilze (Aspergillose, Scopulariopsidose); Gravidität, schwere Leberfunktionsstörungen

Unerwünschte Wirkungen

Magen-Darm-Trakt:	Übelkeit, Bauchschmerzen, Durchfall, Blähungen
Leberstörungen:	kurzfristiger Anstieg der Leberenzyme
Blutbild:	Leukopenie, Thrombopenie
Haut:	bei schwerer Exfoliation Fluconazol absetzen

Interaktionen

Arzneimittel mit cytochromabhängigem Metabolismus
orale Antidiabetika (Glibenclamid, Glipizid, Tolbutamid)
Verlängerung der HWZ durch Fluconazol und Wirkungsverstärkung

Ciclosporin: Langsamer Anstieg des Ciclosporin-Spiegels bei täglich 200 mg Fluconazol

Cumarinderivate: Wirkungsverstärkung durch Fluconazol

Kontrazeptiva: Möglicherweise Wirkungsverstärkung in Dosen > 200 mg Fluconazol/d

Phenytoin: Serumspiegelerhöhung nach mehrfacher Fluconazol-Applikation
Rifampicin: Verkürzung der HWZ und Senkung der Plasmakonzentration von Fluconazol

Theophyllin: Senkung der Plasma-Clearance bei Gabe von Fluconazol über 14 Tage

Cisaprid
Zidovudin

Dosierung

Systemkandidosen
C. albicans, C. tropicalis, C. parapsilosis
Erwachsene: 1. Tag 800 mg (Diflucan®), dann 1 x 400 mg. Bei lebensbedrohlichen Infektionen 800 mg/d zur Daueranwendung.
Kinder: 1. Tag 3–6 mg/kg KG, dann 3 mg/kg KG. Bei lebensbedrohlichen Infektionen 12 mg/kg KG/d zur Daueranwendung.
Säuglinge: bis 2. Woche 3–6 mg/kg KG alle 72 h. Bei Säuglingen mit sehr geringem Geburtsgewicht ab 2.–4. Woche alle 48 h; ab 5. Woche alle 24 h.

C. glabrata
Erwachsene: 800 mg/d zur Daueranwendung
Kinder: 10 mg/kg KG/d zur Daueranwendung
Säuglinge: bis 2. Woche 10 mg/kg KG alle 72 h. Bei Säuglingen mit sehr geringem Geburtsgewicht ab 2.–4. Woche alle 48 h; ab 5. Woche alle 24 h.

Behandlungsdauer nicht unter 2 Wochen, üblicherweise 3 Monate unter wiederholter Erhebung des Immunstatus; bei Kryptokokkose lebenslange Suppressionstherapie.

Kommentar: Bei HLA-Werten der Monozyten unterhalb 20 %, fehlender Serokonversion vom IgG-Typ, positivem Pilznachweis in Blut, Urin und sterilen Kompartimenten sowie persistierenden Antigentitern > 1:16 ggf. Umstellung der Therapie auf Amphotericin B/Flucytosin. Auch für die Primärtherapie der Kryptokokkenmeningitis erscheint Amphotericin B wirksamer, wobei eine Kombination mit Fluconazol und Flucytosin indiziert sein kann. Für die Suppressionstherapie: Fluconazol.

Vaginale Kandidose
1. 150 mg/Einmaldosis (Fungata®) bei Nichtansprechen der topischen Therapie und empfindlichem Erreger (C. albicans, C. tropicalis, C. parapsilosis)
2. 100–800 mg/d (Diflucan®) bei chronisch rezidivierender Infektion

Systemische Antimykotika

Intervalltherapie bei eingeschränkter Nierenfunktion

Kreatinin-Clearance	Dosierungsintervall bzw. tägliche Dosis
> 50	24 Stunden (Normaldosierung)
11–50	48 Stunden bzw. die halbe normale tägliche Dosis
Dialysepatienten	eine Dosis nach jeder Dialyse

Bei Dialysepatienten jeweils nach der Hämodialyse (Tagesdosis: 100–800 mg)

Die Kreatinin-Clearance kann wie folgt berechnet werden:

Männer:	Körpergewicht in kg x (140 minus Lebensalter in Jahren) 72 x Serumkreatinin (mg/100 ml)
Frauen:	0,85 x obiger Wert

Therapie bei Nierenersatzverfahren (siehe S. 132, Kap. „Problemmykosen")

Dermatomykosen (Tinea der freien Haut)

Erreger	Spezies	Dosierung
anthropophil	T. rubrum T. tonsurans E. floccosum M. audouinii	Erwachsene: 50 mg/d Kinder: 1 mg/kg KG/d
zoophil	M. canis	Erwachsene: 100 mg/d Kinder: 5 mg/kg KG/d

Kommentar: Aufgrund der guten Verträglichkeit gegenüber anderen Antimykotika eignet sich Fluconazol insbesondere für die Langzeitanwendung bei Kindern mit zoophiler Tinea capitis über 4–8 Monate. Über das Behandlungsende sollte der kulturelle Erregernachweis (negativ) entscheiden. Bei zoophilen Erregern ist wegen der hohen Ansteckungsgefahr eine Kombinationstherapie mit einem synergistischen Lokalantimykotikum anzuraten (Ciclopiroxolamin, Griseofulvin, Terbinafin).

Übersichtsschema zur Einnahme der systemischen Antimykotika zur Therapie von Onychomykosen in einem 4-wöchigen Zeitraum

	Mo	So Mo	So Mo	So Mo	So
Fluconazol	3	3	3	3	
Itraconazol	2 2 2 2 2 2 2 2 2 2 2 2 2 2				
Terbinafin	1 1 1 1 1 1 1 1 1 1 1 1 1 1 1 1 1 1 1 1 1 1 1 1 1 1 1 1				

Antimykotikum	Dauer	Zahl der Einzelgaben
Fluconazol	3–6 (12) Monate	13–26 (52)
Itraconazol	3–5 Monate	42–70
Terbinafin	1,5(–3) Monate	45(–90)

Onychomykose (Tinea unguium)

150 mg (Diflucan®-Derm, 3 Kapseln als Einmaldosis) pro Woche über 3(–6) Monate bei Fingernägeln und 6(–12) Monate bei Zehennägeln bzw. bis zum klinischen Erfolg

Kommentar: Kostengünstige Alternative der Onychomykose-Therapie bei ausgedehntem Nagelbefall. Eine um 12 % höhere mykologische Eradikationsrate kann mit einer Dosis von 300 mg pro Woche erreicht werden. Zur Rezidivprophylaxe vorteilhafter als die Dosissteigerung ist die Parallelanwendung von synergistischem Nagellack (Ciclopirox mit sporozidem Effekt, Amorolfin) sowie mechanische Beseitigung des pilzhaltigen Nagelmaterials.
Keine Nagelextraktion.
Im Sinne der Reinfektionsprophylaxe Desinfektion von Wäsche, Socken und Schuhen.

Chronisch rezidivierende Vaginalkandidose

Wahl und Dosierung des Antimykotikums in Abhängigkeit von der Empfindlichkeit des Erregers

Erreger	*Empfindlichkeit*	*Präparat*	*Dosierung*
C. africana	gut	Fluconazol	100–200 mg
C. albicans	gut	Fluconazol	100–200 mg
C. tropicalis	gut	Fluconazol	100–200 mg
C. parapsilosis	gut	Fluconazol	100–200 mg
C. glabrata	dosisabhängig	Fluconazol	800 mg
		Voriconazol	400 mg
C. krusei	resistent	Ciclopiroxolamin	topisch

Kommentar: Entsprechend der NCCLS-(National Committee on Clinical and Laboratory Standards-)Methode gelten Isolate
mit MHK-Werten < 8 µg/ml als gut empfindlich,
mit MHK-Werten 16–32 µg/ml als dosisabhängig empfindlich,
mit MHK-Werten > 64 µg/ml als resistent.

Die Behandlungsdauer sollte bei täglicher Applikation 14 Tage nicht unterschreiten.
Zur Reinfektionsquellensanierung empfiehlt sich parallel eine topische Dekontamination mit Amphotericin B:
• bei oralem Erregernachweis: Lutschtablette (4 x tgl.),
• bei intestinalem Erregernachweis zusätzlich Tablette (4 x tgl.) über jeweils 20 Tage, gegebenenfalls Partnertherapie,
• bei kontaminiertem, herausnehmbarem Zahnersatz: Anwendung von Amphotericin-B-Suspension topisch sowie Desinfektion mit Corega Tabs über Nacht.

Reinfektionsprophylaxe: 200 mg Diflucan® einmal wöchentlich bei gut empfindlichen Candida-Spezies

Systemische Antimykotika

Systemische Antimykotika

2.1.4 Flucytosin

Warenzeichen	**Hersteller**
Ancotil® Infusionslösung	ICN

Stoffgruppe: Pyrimidin

Anwendungsgebiete

Kombinationspartner von Amphotericin B in der Therapie von Endomykosen durch Candida, Cryptococcus und Aspergillus spp.

Pharmakologische Eigenschaften

Wirkungsart:	fungistatisch
Wirkungsmechanismus:	Hemmung der RNS- und DNS-Synthese
T/2 Plasma:	3–5 h bei normaler Nierenfunktion
Bioverfügbarkeit:	< 90 %
Ausscheidung:	renal
Besonderheiten:	nur noch i.v.
	mit Ausnahme von C. africana sind alle anderen wichtigen Candida-Arten primär gut empfindlich
	rasche Resistenzentwicklung, daher einziges Antimykotikum, für das derzeit eine Resistenztestung empfohlen wird
	keine Monotherapie (nur in Kombination mit Amphotericin und/oder Fluconazol), strikte Dosisanpassung bei Nierenfunktionsstörung, sehr gut liquorgängig (75 % Serum), dialysabel

Klinisch wichtige Erreger

Hefen	*Schimmelpilze*
Candida albicans	Aspergillus
Candida glabrata	Cladosporium
Candida krusei	Phialophora
Candida parapsilosis	

Erregerlücken

Dimorphe Pilze	*Schimmelpilze*
Histoplasma	Mucor
Blastomyces	Fusarium
Coccidioides	
Sporothrix	

Kontraindikationen

Nichtinvasive Mykosen, Monotherapie, Gravidität nach Knochenmarktransplantation wegen der Myelotoxizität

Unerwünschte Wirkungen

Magen-Darm-Trakt:	Durchfall, Übelkeit, Erbrechen
Leberstörungen:	reversibler Anstieg der Serumtransaminasen
Blutbild:	reversible Knochenmarkdepression (Anämie, Leukopenie, Granulozytopenie, Thrombozytopenie)

Interaktionen

Natriumhydrogencarbonat
Verkürzung der Halbwertszeit von Flucytosin

Nephrotoxische Substanzen
Verlängerung der Halbwertszeit von Flucytosin

Zytostatika
Verstärkung von Leukopenie und Thrombopenie

Dosierung

150 mg/kg KG/d in 4 Einzelgaben
plus initial 0,1 mg Amphotericin B/kg KG
danach tägliche Steigerung von Amphotericin B um 0,1–0,25 mg/kg
bis 1,5 mg/kg (konventionelles Amphotericin B)
bis 4 mg/kg (liposomales Amphotericin B)

Anwendung von Flucytosin als Kurzzeitinfusion
20–40 min für 250 ml im Abstand von 6 Stunden

Kommentar: Die gleichzeitige Anwendung von Flucytosin und Amphotericin B bewirkt Synergismus und die Möglichkeit der Dosisminderung von Amphotericin B. Die automatische Kochsalzzufuhr (250 ml Ancotil® Infusionslösung enthalten 2,5 g Flucytosin in isotonischer Infusionslösung) ist nephroprotektiv.
Getrennte Infusionen von Flucytosin und Amphotericin B.
Keine Mischung von Flucytosin mit anderen Medikamenten.
Intrathekale und intraartikuläre Applikation möglich.
Wegen des breiten Wirkspektrums innerhalb der Gattung Candida, des exklusiven Wirkmechanismus und der Zugehörigkeit zu einer azoldifferenten Stoffklasse möglicher Kombinationspartner für Fluconazol, Voriconazol und Caspofungin.

Spezielle Therapieanwendungen

Dosisreduktion bei Niereninsuffizienz

Kreatinin-Clearance (ml/min)	Dosis (mg/kg)	Intervall (h)
normal	37,5	6
40	37,5	12
20	37,5	24
10	37,5	24–48
< 10	37,5	initial
dann 6–17,5	je HWZ	

2.1.5 Griseofulvin

Warenzeichen

Fulcin® S 500 Tabletten
Fulcin® S Tabletten
griseo® 125/-500 von ct Tabletten
Likuden® M 500 Filmtabletten
Likuden® M Tabletten

Hersteller

Astra Zeneca
Astra Zeneca
ct-Arzneimittel
Aventis
Aventis

Stoffgruppe: Benzofuran

Anwendungsgebiete

Dermatomykosen und Onychomykosen, verursacht durch Dermatophyten
Mittel der Wahl bei anthropophilen und zoophilen Dermatomykosen im
Kindesalter

Pharmakologische Eigenschaften

Wirkungsart:	fungistatisch
Wirkungsmechanismus:	Störung der Purinkörpersynthese mit daraus resultierendem Wachstumsdefekt („Curling-Effekt")
T/2 Plasma:	12,5 h
Bioverfügbarkeit:	70 %
Ausscheidung:	biliär und renal
Besonderheiten:	oral, Zulassung bei Kindern hochlipophil

Klinisch wichtige Erreger

Dermatophyten
Microsporum
Trichophyton
Epidermophyton

Erregerlücken

Dermatophyten
Trichophyton interdigitale

Kontraindikationen

Nicht zur Therapie von Infektionen durch Schimmelpilze, Hefen bzw. deren
Kombination mit einem Dermatophyten; Männer mit Kinderwunsch während
und bis zu 6 Monate nach der Therapie, Gravidität, Neugeborene, Leber-

Systemische Antimykotika

funktionsstörungen aller Art (wegen überwiegender Metabolisierung in der Leber), systemischer Lupus erythematodes und verwandte Krankheitsbilder; Patienten mit antinukleären Antikörpern, Alkoholismus

Unerwünschte Wirkungen

ZNS:	Kopfschmerzen (gelegentlich), Schlaflosigkeit zuweilen ohne bzw. im Zusammenwirken mit Alkohol Minderung des Konzentrations- und Reaktionsvermögens mit Straßenverkehrsbeeinträchtigung
Magen-Darm-Trakt:	Durchfall, Magenbeschwerden
Blutbild:	selten Leukopenie
Haut:	erhöhtes Risiko für das Auslösen eines systemischen Lupus erythematodes; vereinzelt Lichtempfindlichkeit

Interaktionen

Alkokol
Wirkungssteigerung durch Griseofulvin beobachtet

Barbiturate
Verminderung der Wirksamkeit von Griseofulvin, daher Dosiskorrektur von Griseofulvin

Cumarin
Verminderung der Wirkung durch Griseofulvin, daher Dosiskorrektur des Antikoagulans

Orale Kontrazeptiva
Verminderung der Wirksamkeit durch Griseofulvin möglich

Dosierung

Dermatomykosen (Tinea corporis, Tinea capitis, Tinea pedum)

Alter	anthropophiler Erreger	zoophiler Erreger
> 14 Jahre	500 mg/d	1000 mg/d
2–14 Jahre	10 mg/kg KG/d	20–40 mg/kg KG/d

Behandlungsdauer bei anthropophilem Erreger (T. rubrum, E. floccosum, M. audouinii) 3 Wochen

Kommentar: Bei zoophilem Erreger (M. canis, T. mentagrophytes, T. verrucosum) Dauer der Therapie bis zum Negativ der Pilzkultur und Kombination mit einem topischen Präparat (Synergismus mit Ciclopirox(-olamin), Terbinafin und Azolderivaten). Bei Therapieanwendungen über mehrere Monate, z. B. bei Tinea capitis der Kinder, alternativ Fluconazol.

Die Tabletten sollten zu einer fetthaltigen Mahlzeit unzerkaut mit etwas Flüssigkeit eingenommen werden.

Onychomykose (Tinea unguium)

500 mg/d über mindestens 6 Monate

Kommentar: Aufgrund der Verfügbarkeit pharmakokinetisch günstigerer Alternativen wie Fluconazol, Itraconazol und Terbinafin sollte diesen Präparaten in der Onychomykosetherapie der Vorzug gegeben werden.

Systemische Antimykotika

Systemische Antimykotika

2.1.6 Itraconazol

Warenzeichen	**Hersteller**
Sempera® 7 Kapseln	Janssen-Cilag / Glaxo Wellcome
Sempera® Kapseln	Janssen-Cilag / Glaxo Wellcome
Sempera® Liquid	Janssen-Cilag
Siros® Kapseln	Janssen-Cilag
Sporanox®	Janssen-Cilag

Stoffgruppe: Triazol

Anwendungsgebiete

Wirksam bei Dermatomykosen durch Dermatophyten, Hefen **und** Schimmelpilze, systemischen Kandidosen und nichtinvasiven Aspergillosen, nichtmeningealer Kryptokokkose, außereuropäischen Mykosen (Histoplasmose, Blastomykose, Kokzidioidomykose), Inokulationsmykosen (Maduramyzetom, Sporotrichose, Chromomykose), mukokutaner Kandidose

Sporanox® (Itraconazol i.v.) ist zugelassen zur Behandlung der Blastomykose. Der Einsatz zur Behandlung von Systemmykosen (Kandidose, Aspergillose, Kryptokokkose) ist indiziert, wenn die systemische Standardtherapie nicht geeignet oder nicht wirksam ist.

Zulassung zur Eintagestherapie bei vaginaler Kandidose (Siros®)

Spezialanwendungen
- Intervalltherapie bei Onychomykose
- Mykosen bei Immundefekten (AIDS), insbesondere orale und/oder ösophageale Kandidosen (Sempera® Liquid)
- Prophylaxe von Systemmykosen bei malignen hämatologischen Erkrankungen oder Knochenmarktransplantation
- chronisch rezidivierende Vaginalkandidose und Rezidivprophylaxe

Pharmakologische Eigenschaften

Wirkungsart:	fungistatisch bis fungizid
Wirkungsmechanismus:	Blockierung der essenziellen Ergosterol-Synthese
T/2 Plasma:	24–36 h
Bioverfügbarkeit:	≤ 55 %

Kommentar: Zur Therapie sind Konzentrationen > 1,0 mg/l sinnvoll. Nur bei 59 % der neutropenischen Patienten, die Itraconazol i.v. eine Woche erhielten, lagen die Serumspiegel stabil > 0,5 mg/l. Nur 0,2 % der Substanz ist frei im Blut verfügbar. Zur Prophylaxe von Systemmykosen ist eine Konzentration von > 0,5 mg/l erforderlich. Innerhalb kurzer Zeit sollen 0,5 mg/l erreicht werden. Nach dem Caillot-Schema werden nach 2 Therapietagen > 0,250 mg/l erreicht, erst nach 14 Tagen > 0,5 mg/l.
Kapseln 25–55 % (mit Nahrung einnehmen)
Suspension ca 70 % (1 Std. vor Nahrung einnehmen)
Steady state wird nach 1–2 Wochen erreicht, viele Störgrößen.

Ausscheidung:	renal (35 %) und fäkal (ca. 54 %)
Besonderheiten:	sehr breites Wirkungsspektrum, gute Penetration und lange Verweildauer in Haut- und Anhangsgebilden, stark pH-abhängige Resorption, gute Penetration in Haut und Anhangsorgane, schlecht liquorgängig, nicht dialysierbar, keine Dosisreduktion bei eingeschränkter Nierenfunktion, Einnahme mit der Mahlzeit; *Spiegelbestimmungen sind infolge erheblicher Variabilität der Bioverfügbarkeit obligat.*

Kommentar: Als Sporanox® Injektionslösung (10 mg Itraconazol/ml) ist Itraconazol in den USA zur Behandlung pulmonaler und extrapulmonaler Blastomykose, nichtmeningealer Histoplasmose sowie bei Patienten mit pulmonaler sowie extrapulmonaler Aspergillose, die eine Amphotericin-B-Therapie nicht vertragen oder auf diese nicht ansprechen, bereits zugelassen.

Klinisch wichtige Erreger

Hefen	*Dermatophyten*	*Schimmelpilze*
Candida africana	Microsporum	Aspergillus
Candida albicans	Trichophyton*	Scopulariopsis
Candida parapsilosis	Epidermophyton	
Candida tropicalis		Dematiaceae:
Cryptococcus		Cladosporium
		Phialophora
	* bei T. interdigitale und	
	T. mentagrophytes ein-	
	geschränkte In-vitro-	
	Wirksamkeit	

Dimorphe Pilze

Histoplasma
Blastomyces
Coccidioides
Sporothrix

Systemische Antimykotika

Erregerlücken

Hefen	*Schimmelpilze*
Candida glabrata	Mucor
Candida guilliermondii	Fusarium
Candida krusei	

Kommentar: Eine eingeschränkte In-vitro-Empfindlichkeit besteht gegenüber T. interdigitale und T. mentagrophytes. Therapieempfehlung: Gesamtdosiserhöhung durch 5 Behandlungszyklen bei der Onychomykose (T. interdigitale) bzw. durch Behandlung zoophiler Mykosen (T. mentagrophytes) bis zum Negativwerden der Pilzkultur.

Kontraindikationen

Dekompensierte Herzinsuffizienz; trotz Zulassung nicht zur Therapie von metastasierender, invasiver Aspergillose und Kryptokokkenmeningitis zu empfehlen (Ausnahme: Itraconazol i.v.), Gravidität; Kinder und Jugendliche unter 18 Jahren sollten vorerst von der Behandlung ausgeschlossen werden, da noch keine ausreichenden Erfahrungen und Zulassung vorliegen (nach Aufklärung der Eltern und schriftlicher Einverständnis laut AMG Therapieversuch möglich), schwere Leberfunktionsstörungen.

Unerwünschte Wirkungen

Herz:	Stauungsherzinsuffizienz, Herzversagen
Lunge:	Ödem
ZNS:	Kopfschmerzen (selten), Schwindel, periphere Neuropathie
Magen-Darm-Trakt:	Übelkeit (häufig), Bauchschmerzen, Blähungen, Dyspepsie
Leberstörungen:	reversible Leberenzymanstiege, selten Hypokaliämie, Hepatitis
Haut:	Überempfindlichkeitsreaktionen (Juckreiz, Rötung, Nesselsucht, Angioödem); Haarausfall (unter Langzeittherapie); in Einzelfällen Stevens-Johnson-Syndrom

Interaktionen

Wirkstoff	**Maßnahmen/Empfehlungen**
Terfenadin; Astemizol; Cisaprid; Triazolam; Midazolam (oral); Chinidin; Pimozid; CYT-P-450-3A4-metabolisierte HMG-CoA-Reduktasehemmer wie Simvastatin und Lovastatin	Keine gemeinsame Anwendung mit Itraconazol

Orale Antikoagulanzien; HIV-Proteaseinhibitoren wie Ritonavir, Indinavir, Saquinavir; Vinka-Alkaloide; Busulfan; Docetaxel; Trimetrexat; CYT-P-450-3A4-metabolisierte Kalziumkanalblocker wie Dihydropyridine und Verapamil; Ciclosporin; Tacrolimus (FK 506); Rapamycin; Digoxin; Carbamazepin; Buspiron; Alfentanil; Alprazolam; Brotizolam; Midazolam i.v.; Rifabutin; Methylprednisolon; Ebastin; Reboxetin	Plasmaspiegelüberwachung und gegebenenfalls Dosisreduktion bei gleichzeitiger Anwendung mit Itraconazol
Induktoren des CYT-P-450-3A4 Rifampicin; Rifabutin; Carbamazepin; Phenobarbital; Isoniazid; Phenytoin	Wegen deutlicher Verminderung der Bioverfügbarkeit von Itraconazol ist die gleichzeitige Gabe mit den potenten Enzyminduktoren nicht zu empfehlen
Inhibitoren des CYT-P-450-3A4 Ritonavir; Indinavir; Clarithromycin; Erythromycin	Wegen Steigerung der Bioverfügbarkeit von Itraconazol auf Nebenwirkungen achten, gegebenenfalls Dosisreduktion bzw. absetzen
Säureneutralisierende Arzneimittel (z. B. Aluminiumhydroxid)	Einnahme frühestens 2 Stunden nach Einnahme von Kapseln oder Liquid
Protonenpumpeninhibitoren; H_2-Blocker	Einnahme von Kapseln mit einem Cola-Getränk

Kommentar: Wegen der Beeinträchtigung der Itraconazol-Resorption bei erniedrigter Azidität des Magens sollten säureneutralisierende Arzneimittel frühestens 2 Stunden nach Itraconazol-Gabe eingenommen werden, bei verminderter Magensekretion Anwendung mit einem Cola-Getränk. Dosisanpassung der interagierenden Substanzen, Itraconazol-Dosisanpassung bei verringerten Plasmaspiegeln. Keine Zusatzdosis nach Hämodialyse erforderlich.

Dosierung

Systemmykosen:

1. Oral (Sempera® Kapseln, 100 mg)
(Kandidose, nichtinvasive Aspergillose, nichtmeningeale Kryptokokkose)
3 x 200 mg über 3–4 Tage
danach 2 x 200 mg (morgens und abends)
(Zulassung allerdings nur bis 400 mg/d)
Behandlungsdauer nicht unter 2 Wochen, maximal 3 Monate unter wiederholter Erhebung des Immunstatus

Kommentar: In klinischen Studien wurden bereits Dosen bis zu 600 mg/d angewandt. Wegen unerwünschter Wirkungen langen die Abbruchraten in zwei Studien mit 2x 2,5 mg/kg KG/d bzw. 400 mg/d bei 18 % bzw. 22 %. Bei systemischen Kandidosen mit HLA-Werten der Monozyten unterhalb 20 %, fehlender Serokonversion vom IgG-Typ, positivem Pilznachweis in Blut, Urin und sterilen Kompartimenten sowie persistierenden Antigentitern > 1:16 ggf. Umstellung der Therapie auf Amphotericin B/Flucytosin.
Bei oropharyngealer Kandidose, Kryptokokkenmeningitis bevorzugt Fluconazol bzw. Amphotericin B/Flucytosin, bei invasiver Aspergillose Voriconazol oder Amphotericin B.

Histoplasmose, Blastomykose, Coccidioidomykose
2 x 200 mg (morgens und abends)

Behandlungsdauer zwischen 6 und 8 Monaten

Kommentar: Bei ununterbrochener Itraconazol-Therapie über einen Monat Leberwerte kontrollieren. Abbruch der Therapie bei Werten außerhalb des Normbereiches. Bei schweren Verläufen Amphotericin B.

Sporotrichose, Chromomykose
1 x 200 mg täglich
Behandlungsdauer 3–6 Monate

Dosierung Sempera® Liquid (10 mg/ml Itraconazol in 150 ml/Flasche):

Indikation	Dosierung	Dauer
Orale ösophageale Kandidosen	100 mg (= 1 Messbecher) 2-mal/d oder 200 mg 1-mal/d	1 Woche
Prophylaxe von Systemmykosen (bei zu erwartender Neutropenie < 500 Zellen/μl)	5 mg/kg KG/d, aufgeteilt auf 2 Einnahmen	Bis zur Normalisierung der neutrophilen Granulozyten (> 1000 Zellen/μl)

Kommentar: Bei Sempera® Liquid erfolgt eine optimale Resorption (ca. 70 %) ohne gleichzeitige Nahrungsaufnahme. Deshalb keine Nahrungsaufnahme für mindestens 1 Stunde nach dem Schlucken. Vor dem Schlucken sollte ein etwa 20 Sekunden langes Spülen des Mundes erfolgen. Bei Verdacht auf Kandidose vorherige Speziesidentifizierung, da C. glabrata und C. krusei Erregerlücken darstellen. Bei Patienten mit malignen hämatologischen Erkrankungen oder Knochenmarktransplantation Prophylaxe-Beginn unmittelbar vor der Zytostatikatherapie oder 1 Woche vor Transplantation.

Um die Spiegel oberhalb 0,5 mg/l eine Woche nach Beginn der Prophylaxe mit 90 % Wahrscheinlichkeit zu erreichen täglich: 400 mg oder 40 ml Suspension + täglich 8 Kapseln à 100 mg.

Kombination ist erforderlich, da gastrointestinale Beschwerden oberhalb einer Gabe von 400 mg oraler Suspension gehäuft auftreten (osmotische Effekte).

2. Itraconazol i.v. (Sporanox®)

Zur Behandlung von Blastomykose, Histoplasmose und Aspergillose:
200 mg i.v. 2-mal/d für vier Dosen, gefolgt von 200 mg 1-mal/d
Infusionsansatz: Den vollen Inhalt (25 ml) einer Injektionsampulle in den Infusionsbeutel überführen, der 50 ml 0,9%ige NaCl-Lösung enthält
Infusionsdauer: 60 Minuten
Therapiedauer: Ununterbrochen über mindestens drei Monate

Kommentar: Keine Anwendung bei Patienten mit einer Kreatinin-Clearance < 30 ml/min.

Vaginale Kandidose
1. Ein-Tagestherapie mit 2 x 200 mg (Siros®) bei Nichtansprechen der topischen Therapie und empfindlichem Erreger (C. albicans, C. tropicalis, C. parapsilosis, C. krusei)

Dermatomykosen

1. Erwachsene

	Dosierung	*Dauer*
Tinea corporis	1 x 100 mg/d	2 Wochen
	1 x 200 mg/d	7 Tage*
Tinea manuum/pedum	1 x 100 mg/d	4 Wochen
	2 x 200 mg/d	7 Tage*
Pityriasis versicolor	1 x 200 mg/d	7 Tage*
Onychomykose	1 x 200 mg/d	3 Monate
	2 x 200 mg/d	3 x 7 Tage*
	(mit 2 behandlungsfreien Intervallen über je 3 Wochen)	

* Warenzeichen: Sempera® 7

Systemische Antimykotika

Kommentar: Kapseln stets unzerkaut direkt nach einer Mahlzeit aufnehmen. Bei zoophilem Erreger (M. canis, T. mentagrophytes, T. verrucosum) Dauer der Therapie bis zum Negativ der Pilzkultur und Kombination mit einem topischen Präparat (Synergismus mit Ciclopiroxolamin, Griseofulvin, Terbinafin) bei gleichzeitiger Dosiserhöhung auf 200 mg/d.

Zur Rezidivprophylaxe der Onychomykose Parallelanwendung von synergistischem Nagellack (Ciclopirox, Amorolfin) sowie mechanische Beseitigung des pilzhaltigen Nagelmaterials. Keine Nagelextraktion. Im Sinne der Reinfektionsprophylaxe Desinfektion von Wäsche, Socken und Schuhen.

Aufgrund der günstigen Pharmakokinetik von Itraconazol mit bis zu 4fach höheren Spiegeln im Gewebe als im Plasma sind bei Onychomykose der Fingernägel in der Regel zwei 7tägige Impulse mit 200 mg 2-mal/d ausreichend. Der Eintritt eines endgültigen Therapieerfolges bei Nagelmykosen der Zehen ist erst ab 3 Monate nach Therapieende zu erwarten.

Die Verlängerung der Behandlung um 1–2 weitere Zyklen ist insbesondere bei Infektionen durch T. interdigitale angezeigt.

2. Kinder

Erkrankung	Körper-gewicht/kg	Dosierschema	Therapiedauer
Tinea capitis	10-20	100 mg jeden 2. Tag	4 Wochen
	21-30	100 mg/d	
	31-40	100 mg/d oder 100 mg/d im Wechsel mit 100 mg 2mal/d	
	41-50	100 mg/d im Wechsel mit 100 mg 2-mal/d oder 100 mg 2-mal/d	
	> 50	Erwachsenendosis	
Tinea pedum et manuum		5 mg/kg KG	1 Woche
Tinea corporis		5 mg/kg KG	1 Woche
Onychomykose		5 mg/kg KG	6 Wochen (Fingernägel), 12 Wochen (Fußnägel)

Kommentar: Bei zoophilem Erreger (M. canis, T. mentagrophytes, T. verrucosum) Dauer der Therapie bis zum Negativ der Pilzkultur und Kombination mit einem topischen Präparat (Synergismus mit Ciclopiroxolamin, Griseofulvin, Terbinafin).

Die Behandlung von Dermatomykosen mit Itraconazol stellt bei Kindern keine zugelassene Indikation dar, so dass der Einsatz in der Eigenverantwortung des behandelnden Arztes liegt. Aufgrund der guten Wirksamkeit und Verträglichkeit des Präparates ist eine Zulassungserweiterung, speziell für die Tinea capitis bei Kindern, wünschenswert. Die in Untersuchungen mit Kindern erreichten Heilungsraten lagen bei durchschnittlich mehr als 90 %.

Spezielle Therapieanwendungen

Behandlungsschema bei chronisch rezidivierender Vaginalkandidose durch itraconazolempfindliche Spezies (C. albicans, C. tropicalis, C. parapsilosis, C. krusei)

Behandlung	Zeitdauer	Dosis
Initial	1.–6. Woche	2 x 400 mg pro Woche
bei Rezidivfreiheit	7.–12. Woche	1 x alle 2 Wo 400 mg
	13.–18. Woche	1 x alle 3 Wo 400 mg
	19.–24. Woche	1 x alle 4 Wo 400 mg

Kommentar: Im Gegensatz zu Fluconazol liegen keine Daten über die Wirksamkeit von Itraconazol durch Dosiserhöhung gegenüber C. glabrata vor.
Zur Reinfektionsquellensanierung empfiehlt sich parallel eine topische Dekontamination mit Amphotericin B:
- bei oralem Erregernachweis: Lutschtablette (4 x tgl.),
- bei intestinalem Erregernachweis zusätzlich Tabletten (4 x tgl.) über jeweils 20 Tage, gegebenenfalls Partnertherapie,
- bei kontaminiertem, herausnehmbarem Zahnersatz: Anwendung von Amphotericin-B-Suspension topisch sowie Desinfektion mit Corega Tabs über Nacht.

Zur Reinfektionsprophylaxe über ein halbes Jahr:
1 x alle 4 Wochen 400 mg.

Systemische Antimykotika

Systemische Antimykotika

2.1.7   Ketoconazol

Warenzeichen	**Hersteller**
Nizoral® Tabletten	Janssen-Cilag

Stoffgruppe:	Imidazol

Anwendungsgebiete
Haut-, Schleimhaut- und Endomykosen, außereuropäische Mykosen (non-meningeale Histoplasmose, Blastomykose, Kokzidioidomykose)
– chronische mukokutane Kandidose
– chronisch rezidivierende Vaginalkandidose

Kommentar: In allen Indikationen ist Ketoconazol durch die modernen Triazol-Präparate Fluconazol und Itraconazol abgelöst worden, so dass aufgrund der besseren Wirksamkeit und geringeren Nebenwirkungen diesen Medikamenten der Vorzug gegeben werden sollte.

Pharmakologische Eigenschaften

Wirkungsart:	fungistatisch
Wirkungsmechanismus:	Blockierung der essenziellen Ergosterol-Synthese
T/2 Plasma:	biphasisch, 2–3 h/8–12 h
Bioverfügbarkeit:	bis 76 %
Ausscheidung:	biliär und renal (13 %)
Besonderheiten:	zahlreiche Interaktionen mit Substanzen wie Antacida, Rifampicin und Ciclosporin A und Hemmung der Testosteronproduktion, schlecht liquorgängig (< 10 %), nur oral applizierbar, pH-Wert-abhängige Resorption (pH-Optimum: < 3,5)

Klinisch wichtige Erreger

Hefen	*Dermatophyten*	*Dimorphe Pilze*
Candida albicans	Trichophyton	Histoplasma
Candida parapsilosis	Epidermophyton	Blastomyces
Trichosporon mucoides		Coccidioides

Erregerlücken

Hefen	*Dermatophyten*	*Schimmelpilze*
Candida glabrata	Microsporum	Aspergillus
Candida tropicalis		Fusarium
Candida krusei		Mucor
		Scopulariopsis

Dimorphe Pilze

Sporothrix

Kontraindikationen

Schwangerschaft, Stillperiode, akute oder chronische Lebererkrankung, nicht bei Pilzinfektionen des ZNS, nicht bei Aspergillose und Mikrosporie

Unerwünschte Wirkungen

ZNS:	Kopfschmerzen (selten), Schwindel, Photophobie, Parästhesie, reversibler Anstieg des Hirndrucks (sehr selten)
urogenital:	Oligospermie, Gynäkomastie, Impotenz durch Hemmung der Testosteron- und Cortisolsynthese
Leber:	reversibler Anstieg der Leberenzyme

Interaktionen

Antacida und H$_2$-Blocker, säureneutralisierende Arzneimittel (z. B. Aluminium-hydroxid)
Verminderung der Ketoconazol-Resorption

Arzneimittel mit cytochromabhängigem Metabolismus (Terfenadin, Cisaprid, Midazolam oral, Triazolam, Lovastatin, orale Antikoagulanzien, Digoxin, Ciclosporin, Methylprednisolon, systemisch, Nifedipin, Chinidin)
Verstärkung bzw. Verlängerung deren Wirkung durch Ketoconazol

Rifampicin, Isoniazid
Erniedrigung der Blutspiegel von Ketoconazol

Alkohol
Disulfiramähnliche Unverträglichkeitsreaktionen (Hautrötung, Hitzegefühl, Exantheme, periphere Ödeme)

Kommentar: Wegen der Beeinträchtigung der Ketoconazol-Resorption bei erniedrigter Azidität des Magens sollten säureneutralisierende Arzneimittel frühestens 2 Stunden nach Ketoconazol-Gabe eingenommen werden, bei verminderter Magensekretion mit einem Cola-Getränk. Dosisreduktion der inter-

Systemische Antimykotika

agierenden Substanzen. Ketoconazol-Dosisanpassung bei verringerten Plasmaspiegeln.

Dosierung

Dermatomykosen (Tinea pedum, Tinea corporis, außer Mikrosporie)
Erwachsene 200–400 mg/d bis zu 2 Monate
Kinder > 2 Jahre bis 20 kg KG: 2,5–5 mg/kg KG/d = ¼ Tbl. = 50 mg
bis 30 kg KG: = ½ Tbl. = 100 mg

akute Vaginalmykose
400 mg/d bis zu 10 Tage

Kommentar: Einnahme mit der Mahlzeit. Bei Niereninsuffizienz keine Dosisreduktion. Keine Zusatzdosis nach Hämodialyse erforderlich. Aufgrund der Verfügbarkeit wirksamerer und besser verträglicher Triazol-Präparate im Indikatonsbereich von Ketoconazol (Fluconazol, Itraconazol) sollte diese Substanz nicht mehr eingesetzt werden.

2.1.8 Miconazol

Warenzeichen	**Hersteller**
Daktar® i.v.	Janssen-Cilag
(nicht mehr im Handel)	

Stoffgruppe: Imidazol

Anwendungsgebiete

Aufgrund der unsicheren Resorption kann Miconazol zum Zweck der systemischen Therapieanwendung nur parenteral appliziert werden. Wegen der zuweilen schweren Nebenwirkungen durch die Substanz selbst und den Lösungsvermittler Cremophor bei vergleichsweise geringer antimyzetischer Wirksamkeit, hat Miconazol als systemisches Therapeutikum von Mykosen in der heutigen Praxis keine Bedeutung mehr und ist in dieser Applikationsform vom Markt genommen worden. Aus diesem Grund wird auf eine genaue Substanzbeschreibung an dieser Stelle verzichtet (siehe Miconazol im Kapitel über die topischen Präparate auf S. 95 ff.).

Systemische Antimykotika

2.1.9   Terbinafin

Warenzeichen   **Hersteller**
Lamisil® Tabletten   Novartis Pharma GmbH

Stoffgruppe: Allylamin

Anwendungsgebiete

Onychomykosen, Dermatomykosen verursacht durch Dermatophyten und Mischinfektionen mit Candida-Spezies (myzeliale Form) und Scopulariopsis

Pharmakologische Eigenschaften

Wirkungsart: fungizid
Wirkungsmechanismus: Hemmung der Squalen-Epoxidase, Akkumulation von fungizid wirkendem Squalen
T/2 Plasma: 17 h
Bioverfügbarkeit: > 80 %
Ausscheidung: renal (71 %) und fäkal (22 %)
Besonderheiten: hohe antimyzetische Wirksamkeit (primär fungizid), keine Erregerlücken bei Dermatophyten, keine oder nur geringe Empfindlichkeit bei einigen Hefen, gute klinische Wirksamkeit bei Candida parapsilosis, kaum Arzneimittelinteraktionen
                          Bioverfügbarkeit durch Nahrungsaufnahme kaum beeinflusst

Klinisch wichtige Erreger

Hefen	*Dermatophyten*	*Schimmelpilze*
Candida africana		
Candida albicans	(fungizid)	
(myzeliale Form,		
fungistatisch)		
	Microsporum	Aspergillus
	Trichophyton	Scopulariopsis
Candida parapsilosis	Epidermophyton	(fungizid)
(fungizid)		

Dimorphe Pilze (fungizid)

Histoplasma
Blastomyces
Coccidioides
Sporothrix

Erregerlücken

Hefen
Candida albicans
(Blastosporen)
Candida dubliniensis
Candida glabrata
Candida krusei
Candida tropicalis
Pityrosporon ovale
(Malassezia furfur)

Kontraindikationen

Nicht zur Therapie von vaginaler Kandidose und Pityriasis versicolor; Gravidität, für Kinder und Jugendliche unter 18 Jahren nicht zugelassen (nach Aufklärung der Eltern und schriftlichem Einverständnis laut AMG Therapieversuch möglich), Terbinafin ist in Österreich und der Schweiz für die Therapie bei Kindern zugelassen

Unerwünschte Wirkungen

ZNS:	Kopfschmerzen (selten)
Magen-Darm-Trakt:	Völlegefühl, Appetitlosigkeit, leichte Bauchschmerzen, Durchfall, vorübergehender Anstieg von Leberwerten; selten Beeinträchtigung des Geschmackssinns oder Verlust der Geschmacksempfindung (innerhalb einiger Wochen reversibel)
Blutbild:	Neutropenie, Thrombozytopenie (Einzelfälle)
Haut:	Arzneimittelexantheme, toxische epidermale Nekrolyse (Einzelfälle), Psoriasisverschlechterung, Induktion von Lupus erythematosus (Einzelfälle)

Interaktionen

Rifampicin
Beschleunigung der Plasma-Clearance von Terbinafin

Cimetidin (und andere Cytochrom-P-450-Inhibitoren)
Reduktion der Plasma-Clearance von Terbinafin

Kommentar: Keine Hemmung oder Induktion der Clearance von Arzneimitteln, die über das Cytochrom-P-450-System metabolisiert werden wie Ciclosporin A und orale Kontrazeptiva.

Dosierung

Dermatomykosen (Tinea pedum, Tinea corporis)

Erwachsene 250 mg/d   2–6 Wochen

Kinder	unter 20 kg:	62,5 mg/d = ¼ Tbl.
	20–40 kg:	125 mg/d = ½ Tbl.
	> 40 kg:	250 mg/d = 1 Tbl.

Behandlungsdauer bei anthropophilem Erreger (T. rubrum, T. interdigitale, E. floccosum) 2 Wochen

Kommentar: Für Kinder unter 2 Jahren und < 12 kg KG liegen Fallbeschreibungen vor. Bei zoophilem Erreger (M. canis, T. mentagrophytes, T. verrucosum) Dauer der Therapie bis zum Negativ der Pilzkultur und Kombination mit einem topischen Präparat (Synergismus mit Ciclopiroxolamin, Griseofulvin und Azolderivaten). Angesichts der Wirksamkeitslücken von Fluconazol und Itraconazol gegenüber T. interdigitale und T. mentagrophytes ist Terbinafin bei diesen Erregern Mittel der Wahl.

Onychomykose (Tinea unguium)

Zehennägel	250 mg/d über 12 Wochen
Fingernägel	250 mg/d über 6 Wochen

Kommentar: Bei der Behandlung von Nägeln kann mit Ausnahme der großen Zehen eine Verkürzung der Behandlungsdauer um einen Monat erwogen werden. Zur Rezidivprophylaxe Parallelanwendung von synergistischem Nagellack (Ciclopirox, Amorolfin) sowie mechanische Beseitigung des pilzhaltigen Nagelmaterials. Keine Nagelextraktion. Im Sinne der Reinfektionsprophylaxe Desinfektion von Wäsche, Socken und Schuhen. Zur Verminderung bzw. zum Ausschluss unerwünschter Wirkungen kann eine Therapieanwendung von Terbinafin über 12 bzw. 24 Wochen mit 250 mg jeden 2. Tag empfohlen werden.

Spezielle Therapieanwendungen

Fungizide Langzeittherapie bei ausgedehnter Onychomykose

Basistherapie: Lamisil (250 mg) 3x 28 Tbl.: 1.–2. Woche 250 mg Terbinafin täglich, danach 125 mg Terbinafin täglich
Erhaltungstherapie: Lamisil (250 mg) 1–2x 28 Tbl.: 250 mg als Einmaldosis pro Woche bis zur vollständigen klinischen Heilung
Lokaltherapie: parallel Nagel Batrafen (Ciclopirox) Lösung

Dosisreduktion bei eingeschränkter Nierenfunktion und vorbestehender schwerer Leberfunktionsstörung

Kreatinin-Clearance (ml/min)	Dosis (mg)	Intervall (h)
normal	250	24
< 50	125	24

Systemische Antimykotika

2.1.10 Voriconazol

Warenzeichen	**Hersteller**
Vfend i.v.	Pfizer
Vfend 50 mg Filmtabletten	
Vfend 200 mg Filmtabletten	

Stoffgruppe:	Triazol

Anwendungsgebiete

Behandlung von Systemmykosen, hervorgerufen durch *Aspergillus* spp., *Candida* spp., *Fusarium* spp. und *Scedosporium*

Kommentar: Nur begrenzte Erfahrungen liegen derzeit über die Therapie außereuropäischer Mykosen vor.

Pharmakologische Eigenschaften

Wirkungsart:	fungistatisch (Candida) bis fungizid (Aspergillus)
Wirkungsmechanismus:	Blockierung der essenziellen Ergosterolsynthese
T/2 Plasma:	6–9 h
Bioverfügbarkeit:	> 90 %
Ausscheidung:	biliär
Besonderheiten:	parenteral, oral verfügbar; gut liquorgängig; nicht dialysierbar; Triazol der 2. Generation mit breitem Wirkspektrum; nur zur Anwendung in der Klinik vorgesehen

Kommentar: Aufgrund der fungiziden Eigenschaften gegenüber *Aspergillus* spp. und der guten Liquorgängigkeit wird zunehmend über Heilerfolge bei Patienten mit zerebraler Aspergillose berichtet. Eine multizentrische, randomisierte klinische Studie in den USA und Europa bei neutropenischen Patienten mit nachgewiesener Aspergillose zeigte einen statistisch signifikanten Überlebensvorteil der mit Voriconazol behandelten Patienten im Vergleich zur Anwendung von Amphotericin B.

Voriconazol ist bei invasiven Aspergillosen dem Amphotericin B signifikant überlegen und damit bei dieser Mykose neuer Therapiestandard.

Bei therapierefraktären Kandidosen (Amphotericin B, Itraconazol) gute Ansprechraten.

Klinisch wichtige Erreger

Hefen	*Schimmelpilze*	*Dimorphe Pilze*
Candida	Aspergillus	Histoplasma
Cryptococcus	Fusarium	Blastomyces
	Scedosporium	Coccidioides
		Sporothrix

Kommentar: Voriconazol ist wirksam bei Non-C.-albicans-Spezies, die gegen Fluconazol und/oder Itraconazol resistent sind.

Erregerlücken

Mucor

Kontraindikationen

Gravidität; gleichzeitige Anwendung von Arzneimitteln mit signifikanter QT-Verlängerung (Einzelheiten s. Fachinformationen)

Unerwünschte Wirkungen

ZNS:	kurzfristig uneingeschränkt reversible Sehstörung wie Verschwommensehen, vermehrte Lichtempfindlichkeit, Farbsehen
Leber:	reversibler Anstieg der Serumtransaminasen
Haut:	Überempfindlichkeitsreaktionen (Juckreiz, Rötung)

Interaktionen

Arzneimittel mit Cytochrom-P-450-abhängigem Metabolismus (Einzelheiten s. Fachinformation)

Dosierung

Erwachsene und Kinder: 1. Tag: 2x 6 mg initial, dann 2x 4 mg täglich

Kommentar: Aufgrund der wesentlich besseren Verträglichkeit von Voriconazol im Vergleich zu Amphotericin B sind längere Behandlungszeiten mit Voriconazol als mit Amphotericin B möglich, kumulative Höchstdosen bzw. Begrenzung der Behandlungsdauern sind nicht bekannt, die längste bisher beschriebene Anwendungsdauer liegt bei 4 Jahren.

2.2 Topische Antimykotika

Topische Antimykotika

2.2.1 Amorolfin

Warenzeichen

Loceryl® Creme
Loceryl® Nagellack Lösung

Hersteller

Galderma
Galderma

Stoffgruppe: Morpholin

Anwendungsgebiete

Mykosen der Haut durch Dermatophyten, Hefen, Dermatiaceen und Scopulariopsis brevicaulis (Creme). Onychomykosen im distalen Bereich mit
einer Befallsextensität unter 80 % durch Dermatophyten, Hefen und Scopulariopsis brevicaulis

Pharmakologische Eigenschaften

Wirkungsart:	fungistatisch bis fungizid
Wirkungsmechanismus:	Interferenz mit zwei Enzymen der Ergosterol-synthese: Δ_{14}-Reduktase und Δ_{7-8}-Isomerase
Wirkungsspektrum:	Dermatophyten, Hefen, Schimmelpilze, Dermatiaceen
Besonderheiten:	Wirksamkeitslücke bei Schimmelpilzen mit Ausnahme von Hendersonula, Alternaria und Scopulariopsis und bei C. glabrata (diese Spezies ist jedoch kein Erreger von Dermatomykosen)

Kommentar: Amorolfin gehört zu einer neuen Antimykotika-Klasse mit
einem exklusiven Wirkungsmechanismus. Keine Verwandtschaft mit anderen
Antimykotika, daher gut geeignet als topisches Zusatzpräparat in der Kombination mit allen in Frage kommenden systemischen Antimykotika.
Strategische Alternative zu den Azolpräparaten, wobei die Wirkung gegen C.
albicans eher gering ist.

Kontraindikationen

Creme:
Überempfindlichkeit
Kinder, infolge ungenügender klinischer Erfahrung
Schwangerschaft, Stillzeit: weder auf größere, stark erodierte oder entzündete
Hautflächen auftragen noch unter Okklusion verwenden, während der Stillzeit
nicht im Brustbereich anwenden

Nagellack:
Wie oben, zudem
entzündliche periunguale Veränderungen
Diabetes!
Durchblutungsstörungen
Fehlernährung
Alkoholmissbrauch

Unerwünschte Wirkungen

Leichte Hautreizungen (Erythem, Pruritus, Brennen). Bei Nagellack ist selten ein vorübergehendes periunguales Brennen beobachtet worden

Interaktionen

Bisher nicht bekannt

Dosierung

Creme: 1 g Creme enthält 2,5 mg Amorolfin
Täglich einmal (abends) auf die befallenen Hautstellen auftragen, bis einige Tage über die klinische Heilung hinaus

Nagellack: 1 ml Lösung enthält 50 mg Amorolfin
1. Abtragen pilzhaltigen Nagelmaterials
2. Auftragen des Lacks mit einem mitgelieferten Spatel über die ganze Fläche des erkrankten Nagels und 5 min einwirken lassen
   Anwendung 1- bis 2-mal pro Woche, kontinuierlich über 6–7 Monate

Cave: Schutz der aufgetragenen Lackschicht vor organischen Lösungsmitteln wie Nitroverdünner oder Terpentinersatz durch Tragen undurchlässiger Handschuhe.

Spezielle Anwendungen

1. Bestandteil der Kombinationstherapie bei Onychomykose mit Befall über > 80 %, parallel zur Therapie entweder mit Fluconazol (noch nicht zugelassen), Itraconazol oder Terbinafin
2. Bestandteil der Kombinationstherapie bei hochkontagiösen zoophilen Dermatomykosen durch M. canis, T. mentagrophytes und T. verrucosum, parallel zur Therapie mit Griseofulvin, Fluconazol, Itraconazol oder Terbinafin
   • sofortige Verabreichung bei klinischem Verdacht bzw. positivem Nativpräparat
   • Dauer der Therapie bei zoophilem Erreger bis zum Negativ der Pilzkultur

Kommentar: Synergistischer Wirkungseffekt mit Griseofulvin, Fluconazol, Itraconazol und Terbinafin. Zusatznutzen in der Kombinationstherapie ist das sofortige Wirksamwerden von Amorolfin und die Minimierung der Ansteckungsgefahr vor Beginn der systemischen Therapie, die erst nach der kulturellen Identifizierung des Krankheitserregers erfolgen sollte.

2.2.2 Amphotericin B

Warenzeichen	Hersteller
Ampho-Moronal® Tabletten	Bristol-Myers-Squibb
Ampho-Moronal® Lutschtabletten	Bristol-Myers-Squibb
Ampho-Moronal® Suspension	Bristol-Myers-Squibb
Ampho-Moronal® Creme	Bristol-Myers-Squibb
Ampho-Moronal® Salbe	Bristol-Myers-Squibb
Ampho-Moronal® V Creme	Bristol-Myers-Squibb
Ampho-Moronal® V Salbe	Bristol-Myers-Squibb

Stoffgruppe: Polyen

Anwendungsgebiete

Mykosen der Haut durch Hefepilze (Creme), mit Hefen superinfizierte Ekzeme (V Creme, V Salbe)
Therapie intestinaler Mykosen durch Hefen (Tabletten)
Therapie oraler Mykosen durch Hefen (Lutschtabletten)

Selektive Mund- und Darmdekontamination zur Prophylaxe systemischer und chronisch rezidivierender extraintestinaler Mykosen, Rezidivprophylaxe bei chronisch rezidivierender Vaginalmykose (Lutschtabletten, Tabletten, Suspension)

Pharmakologische Eigenschaften

Wirkungsart:	fungizid
Wirkungsmechanismus:	Bindung an Ergosterol der Zellmembran
Wirkungsspektrum:	Hefen und Schimmelpilze
Besonderheiten:	Antimykotikum mit der größten Wirksamkeit zum Ziel der selektiven orointestinalen Hefepilzdekontamination

Kommentar: Dermatophyten sind gegenüber Amphotericin B empfindlich. Scopulariopsis brevicaulis ist primär resistent.

Kontraindikationen

Überempfindlichkeit gegenüber Alkyl-4-hydroxybenzoaten, Paragruppenallergie (Creme, Suspension)

Neugeborene (Suspension, wegen hoher Osmolarität von ca. 1700 mOsmol/l)

Kinder (V Creme, V Salbe); nicht auf großen Hautarealen, nicht über lange Zeit, nicht unter Okklusion anwenden

Schwangerschaft und Stillzeit (V Creme, V Salbe; nicht bei Dermatomykosen durch Scopulariopsis brevicaulis)

Unerwünschte Wirkungen

Überempfindlichkeits-reaktionen:	Juckreiz, Brennen (Creme, Salbe), Paragruppen-allergie (Creme, Suspension)
Gastrointestinal:	Übelkeit, Erbrechen, Diarrhö (Tabletten)
bei Langzeitanwendung:	Follikulitis, Pigmentverschiebung, Sekundärinfektionen (V Creme, V Salbe)

Kommentar: Schwere systemische Nebenwirkungen wie Nierenschädigung infolge Vasokonstriktion sind bei topischer (oraler) Applikation nicht zu erwarten, da Amphotericin B bei ungestörter Darmphysiologie praktisch nicht resorbiert wird.

Interaktionen

Bei gleichzeitiger Anwendung von Creme oder Salbe am Penis bzw. perianal Verminderung der Reißfestigkeit von Latex-Kondomen möglich

Dosierung

Dermatika: 1- bis 2-mal täglich, nicht über 4 Wochen hinaus

Tabletten: 1 Tbl. (100 mg) 4-mal tgl. nach den Mahlzeiten für 2–4 Wochen

Suspension: 4-mal 1 ml (1 Pip. = 100 mg) tgl. nach den Mahlzeiten

Spezielle Anwendungen

Selektive orointestinale Dekontamination
- zur Prophylaxe systemischer Mykosen bei Risikopatienten (Intensivmedizin, vor Organtransplantation)
- bei chronisch rezidivierender Vaginalkandidose parallel zur systemischen Therapie sowie
- zur Rezidivprophylaxe bei Patientin und deren Sexualpartner

Präparat	*Dosierung*	*Einnahmezeit (Tage)*
Ampho-Moronal® Lutschtabletten	4 x tgl.	14
Ampho-Moronal® Tabletten	4 x tgl.	
bei kontaminierten Zahnprothesen:		
Ampho-Moronal® Suspension	1 x tgl.	14

Kommentar: Amphotericin B ist nicht säureresistent.
Anwendung von Lutschtabletten, Tabletten und/oder Suspension nur nach Pilznachweis in Mundhöhle, Darm und/oder auf Zahnersatz.

Alternativ zur Applikation von Suspension auf die Prothesenoberfläche Anwendung von

am Tag: Amphotericin B in Kukident Superhaftcreme:
Amphotericin B 0,44 g
Kukident Superhaftcreme 40 ml
(Rezeptur abgefüllt in Tuben)

Dadurch permanente Einwirkung des Antimykotikums auf Prothese und korrespondierende Schleimhaut

in der Nacht: Corega Tabs (wirkt stark desinfizierend, wegen Materialbeeinflussung der Prothese jedoch keine Langzeitanwendung!)

Cave: Die Maßnahmen der aufwendigen selektiven Dekontamination verfehlen ihre Wirkung bei Vernachlässigung der Sanierung kariöser Zähne. Trotz der Komplexität der Maßnahmen bei selektiver Dekontamination und der Fungizidie des Amphotericin B ist keine komplette Erregereradikation zu erwarten.

Gesunde, ausgewogene, ballaststoffreiche Kost, kein genereller Zuckerentzug

Topische Antimykotika

Topische Antimykotika

2.2.3 Bifonazol

Warenzeichen	Hersteller
Bifomyk® Creme	Hexal
Bifomyk® Gel	Hexal
Bifomyk® Lösung/Pumpspray	Hexal
Bifon Creme	Dermapharm
Bifon Gel	Dermapharm
Bifon Lösung	Dermapharm
Canesten® Extra Bifonazol Gel	Bayer Vital
Canesten® Extra Bifonazol Creme	Bayer Vital
Canesten® Extra Bifonazol Pumpspray	Bayer Vital
Canesten® Schuppen Shampoo Plus	Bayer Vital
Mycospor® Creme	Bayer Vital
Mycospor® Lösung, Pumpspray	Bayer Vital
Mycospor® Nagelset, Salbe	Bayer Vital

Stoffgruppe: Imidazol

Anwendungsgebiete

Mykosen der Haut durch Dermatophyten, Hefen und Schimmelpilze (Creme, Gel, Lösung)
Pityriasis versicolor
Erythrasma (Creme)
Onychomykose mittels antimyzetischer Keratoplastik (Bifonazol-Harnstoff-Salbe: „Mycospor-Nagelset")

Pharmakologische Eigenschaften

Wirkungsart:	fungistatisch (Hefen)
	fungizid (Dermatophyten, einschließlich T. mentagrophytes)
	entzündungshemmend
Wirkungsmechanismus:	Hemmung der Ergosterolsynthese, im Unterschied zu anderen Azolen zusätzlicher Angriffspunkt auf Ebene der Mevalonsäuresynthese
Wirkungsspektrum:	Dermatophyten, Hefen (einschl. Pityrosporon ovale), Schimmelpilze (Aspergillus)
Besonderheiten:	Breitspektrumantimykotikum mit Wirkung gegen Corynebacterium minutissimum (Erreger des Erythrasma)

Azol-Präparat mit Wirkung gegenüber T. mentagrophytes in geringer Konzentration von 3 ng/ml Substrat

nagelablösende, chemische Behandlung pilzerkrankter Nägel in Verbindung mit einem Antimykotikum (Mycospor Nagelset)

Prinzip der Keratoplastik (apothekenpflichtig)

Kommentar: Aufgrund längerer Persistenz in der Haut und Fungizidie ist pharmakokinetisch eine tägliche Einmalapplikation vertretbar.

Kontraindikationen

Überempfindlichkeit gegenüber Bifonazol
Überempfindlichkeit gegenüber Cetylstearylalkohol/Oleyloleat (Creme, Gel)
Alternative: Mycospor-Lösung
Allergie gegen Wollwachs (Salbe im Nagelset)
Säuglinge

Unerwünschte Wirkungen

Überempfindlichkeitsreaktionen gegenüber Bifonazol und/oder Cetylstearylalkohol/Oleyloleat (Creme, Gel)
Lokale Reaktionen an den Nagelrändern oder am Nagelbett wie Reizung, Rötung, Mazeration, Schuppung (Salbe im Nagelset)
Pflasterallergie (Nagelset)
Alternative: Benutzung von Gummifingerlingen

Interaktionen

Bisher nicht bekannt

Dosierung

Jeweils 100 g Creme/Gel bzw. 100 ml Lösung enthalten 1 g Bifonazol
Creme, Gel (ca. ½ cm Stranglänge) oder Lösung (ca. 3 Tropfen) abends dünn auf die befallenen Hautpartien auftragen und einreiben
Bei Pumpspray 1- bis 2-maliges Niederdrücken des Sprühkopfes einmal täglich
Dauer der Therapie zwischen 2–4 Wochen

Spezielle Therapieanwendungen

1. Bestandteil der Kombinationstherapie bei hochkontagiösen zoophilen Dermatomykosen durch M. canis, T. mentagrophytes und T. verrucosum, parallel zur Therapie mit Griseofulvin oder Terbinafin

- sofortige Verabreichung bei klinischem Verdacht bzw. positivem Nativpräparat
- Dauer der Therapie bei zoophilem Erreger bis zum Negativ der Pilzkultur

Kommentar: Synergistischer Wirkungseffekt mit Griseofulvin und Terbinafin, nicht jedoch mit Fluconazol und Itraconazol.

Zusatznutzen in der Kombinationstherapie ist das sofortige Wirksamwerden von Bifonazol dank hoher Penetrationsfähigkeit und dadurch Minimierung der Ansteckungsgefahr vor Beginn der systemischen Therapie

Vergleich zweier frei verkäuflicher topischer Antimykotika

Antimykotikum	Bifonazol	Terbinafin
Wirkspektrum	D,H,S	D, (H*)
Keine Lücke bei Dermatophyten	+	+
Wirksam bei Pityriasis versicolor	+	–*
Wirksam bei Erythrasma	+	–
Zulassung bei Kindern	+	Ab 5. Jahr
Zulassung bei Schwangeren	+	–
Wasserfestigkeit	+	–
Antientzündliche Wirkung	+	–

* keine Wirksamkeit in vitro, aber dennoch zur topischen Therapie zugelassen

2. Onychomykosetherapie nach dem Prinzip der atraumatischen, chemischen Nagelauflösung in Kombination mit einer antimyzetischen Therapie

1 g der arzneilich wirksamen Salbe enthält 0,01 g Bifonazol und 0,4 g des Onycholytikums Harnstoff

Durchführung:
1. Bedecken der erkrankten Nagelfläche 1-mal tgl. mit einer dünnen Schicht Salbe
2. Zukleben der Nägel mit Pflaster für 24 Stunden
3. Vor dem täglichen Pflasterverbandwechsel Finger und/oder Zehen ca. 10 min in warmem Wasser baden; jeweils anschließend aufgeweichte kranke Nagelsubstanz mit Schaber abkratzen
4. Abtrocknen und erneutes Auftragen der Salbe
5. Behandlung mit Pflaster und Salbe über 7–14 Tage, bis keine pilzbefallene Nagelsubstanz mehr entfernbar ist
6. Kontinuierliche antimyzetische Behandlung mit Mycospor-Creme über ca. 4 Wochen

Kommentar: Die atraumatische, chemische Nagelablösung mittels in Mycospor enthaltenem Harnstoff ist zwar effektiv, jedoch zeitaufwendig und häufig assoziiert mit lokalen Reizphänomenen in der Umgebung der behandelten Nägel; vorteilhafter ist das mechanische Abtragen von pilzhaltigem Material mit sterilen Instrumenten (Feilen, besser Fräsen) in der allgemeinärztlichen oder dermatologischen Praxis bzw. bei einem unter sterilen Kautelen arbeitenden Fußpfleger sowie die anschließende Applikation von antimyzetischem Nagellack (siehe Amorolfin, Ciclopirox).

Topische Antimykotika

2.2.4   Ciclopiroxolamin/Ciclopirox

Warenzeichen	**Hersteller**
Batrafen® Creme	Aventis
Batrafen® Gel	Aventis
Batrafen® Lösung	Aventis
Batrafen® Puder	Aventis
Batrafen® Vaginalcreme	Aventis
Batrafen® S Shampoo	Aventis
inimur® myko Vaginalzäpfchen	Taurus Pharma GmbH
inimur® myko Vaginalcreme	Taurus Pharma GmbH
Stieprox® Shampoo	Stiefel

Stoffgruppe: Pyridon

Anwendungsgebiete

Mykosen der Haut durch Dermatophyten, Hefen und Schimmelpilze (Creme, Lösung, Puder), seborrhoische Dermatitis (Gel, Shampoo)
Onychomykosen aller Formen und Schweregrade, die durch Dermatophyten, Hefen und Schimmelpilze ausgelöst werden (Nagel *Batrafen*®). Vaginalmykosen (Vaginalcreme, Vaginalzäpfchen)

Pharmakologische Eigenschaften

Wirkungsart:	fungizid und sporozid, entzündungshemmend
Wirkungsmechanismus:	divers, u. a. Chelatkomplexbildung und Zytotoxizität durch Wasserstoffsuperoxidinduktion in den Pilzzellen
Wirkungsspektrum:	Dermatophyten, Hefen, Schimmelpilze
Besonderheiten:	Breitspektrumantimykotikum mit sporozider Wirkung, das auch azolresistente Dermatophyten- und Candidaspezies erfasst, einschließlich C. africana

Kommentar: Ciclopiroxolamin (Batrafen® Creme, Lösung, Puder, inimur® myko Vaginalzäpfchen, inimur® myko Vaginalcreme, Stieprox® Shampoo) und Ciclopirox (Wirkstoff im Gel, Shampoo und Nagel *Batrafen*®) gehören zu einer exklusiven Antimykotika-Klasse mit azoldifferentem Wirkungsmechanismus, das auch bei azolresistenten Pilzen wie T. mentagrophytes, C. guilliermondii bei Dermatomykosen und C. glabrata, C. krusei (bei Vaginalmykose) wirken kann.
Über den Wirkungsmechanismus werden auch klinisch relevante grampositive *und* gramnegative Bakterien wie Pseudomonas aeruginosa und Proteus mirabilis abgedeckt. Da bei Ciclopiroxolamin/Ciclopirox auch keine stoffliche Verwandtschaft zu anderen Antimykotika besteht, sind seine topischen

Darreichungsformen ein idealer topischer Kombinationspartner für alle relevanten systemischen Antimykotika.
Durch kompetitive Hemmung der Schlüsselenzyme von Prostaglandin- und Leukotriensynthese (5'Lipoxigenase und Cyclooxigenase) verfügen Ciclopiroxolamin und Ciclopirox(-olamin) über einen stark ausgeprägten antiphlogistischen Effekt.

Kontraindikationen

Alle Präparate:
• Überempfindlichkeit gegenüber Inhaltsstoffen
• Kinder, Schwangerschaft, Stillzeit bei strenger Indikationsstellung
Nicht zur Anwendung am Auge

Puder:
Nicht auf offene Wunden

Unerwünschte Wirkungen

Dermatika:
Passagere leichte Hautreizungen (Erythem, Pruritus, Brennen), speziell durch den Alkoholgehalt der Lösung, möglich. Bei Nagel *Batrafen®* ist selten eine vorübergehende periunguale Rötung und Schuppung beobachtet worden.

Vaginalcreme:
Da die Vaginalcreme Paraffin enthält, kann es unter Therapie bei gleichzeitiger Anwendung von Latex-Kondomen zu einer Herabsetzung der Reißfestigkeit kommen.

Vaginalzäpfchen:
Als Zeichen einer Überempfindlichkeitsreaktion können leichtes Brennen und Juckreiz auftreten.

Interaktionen

Bisher nicht bekannt

Dosierung

1 g Creme/Puder/Vaginalcreme enthält 10 mg Ciclopiroxolamin
1 ml Lösung enthält 10 mg Ciclopiroxolamin
1 g Nagel *Batrafen®* Lösung enthält 80 mg Ciclopirox
1 Vaginalzäpfchen enthält 100 mg Ciclopiroxolamin
Stieprox® Shampoo enthält 1 % Ciclopiroxolamin

Creme, Lösung, Puder 1- bis 2-mal tgl. auf die befallenen Hautstellen auftragen, leicht einreiben und antrocknen lassen bzw. aufstreuen
Anwendungsdauer im Allgemeinen 2 Wochen

Topische Antimykotika

Kommentar: Batrafen® Puder ist gut geeignet zur Pilzdekontamination der-matophyteninfizierter Schuhe, Socken und Strümpfe, und hilft so, das Re-infektionsrisiko zu minimieren.

Shampoo:
2-mal wöchentlich auf das nasse Haar auftragen, einmassieren und 3 Minuten einwirken lassen, gründlich ausspülen
Zur Behandlung der seborrhoischen Dermatitis wird Batrafen® S Shampoo je nach Schweregrad ein- bis zweimal wöchentlich für eine Dauer von 4 Wochen auf der Kopfhaut angewendet.

Vaginalcreme:
1-mal tgl. (5 g = 1 Applikatorfüllung) tief in die Scheide einführen bei gleich-zeitiger Behandlung der äußeren Geschlechtsteile
Eine 6-tägige Behandlung ist in der Regel ausreichend. Max. Therapiedauer 14 Tage (u.a. bei C. glabrata).

Vaginalzäpfchen:
1-mal tgl., vorzugsweise am Abend, tief in die Scheide einführen
Eine 6-tägige Behandlung ist in der Regel ausreichend. Max. Therapiedauer 14 Tage (u.a. bei C. glabrata).

Nagellack:
Auftragen der Lösung in dünner Schicht auf den erkrankten Nagel
• im 1. Behandlungsmonat jeden 2. Tag
• im 2. Behandlungsmonat 2-mal/Woche
• im 3. Behandlungsmonat 1-mal/Woche

Dauer der Therapie: mindesten 6 Monate

Spezielle Anwendungen
1. Prädestinierter topischer Bestandteil einer Kombinationstherapie bei Ony-chomykosen, parallel zur Therapie entweder mit Itraconazol, Terbinafin oder Fluconazol
2. Bestandteil der Kombinationstherapie bei hochkontagiösen zoophilen Dermatomykosen durch M. canis, T. mentagrophytes und T. verrucosum, parallel zur Therapie entweder mit Griseofulvin, Fluconazol, Itraconazol oder Terbinafin
   • sofortige Verabreichung bei klinischem Verdacht bzw. positivem Nativ-präparat
   • Dauer der Therapie bei zoophilem Erreger bis zum Negativ der Pilzkultur

Vorteil: Im Vergleich zu anderen Antimykotika gute Wirksamkeit bei stark sporenbildenden Erregern

nidazol

ermatophyten, Hefen und Schimmelpilze (Creme
, Pumpspray)
albicans
lotrimazolempfindliche Candidaspezies (Ovula

:haften

ngistatisch
emmung der enzymatischen Konversion von
anosterol zu Ergosterol
ermatophyten, Hefen, Schimmelpilze
reitbandantimykotikum mit eingeschränkter Wir-
ung gegenüber Dermatophytensporen, im Gegen-
atz zu Terbinafin und Ciclopiroxolamin nur fungi-
atisch wirksam
regerlücke bei Non–C.-albicans-Arten

ollte wegen fehlendem Synergismus nicht in Kom-
nischen Azolantimykotikum (Fluconazol, Itracon-

natomykosen, hervorgerufen durch stark sporen-
vie M. canis, T. mentagrophytes oder T. verrucosum
)rozidie. Vaginale Kandidosen durch weitgehend
glabrata, C. krusei
über Clotrimazol und Cetylstearylalkohol (Creme,
sowie Butylhydroxyanisol (Paste)

indlichkeit gegenüber Cetylstearylalkohol anstelle
/lalkoholfreie Darreichungsform (Lösung, Pump-

,5 g/Tbl., 10 g/100 g Vaginalcreme) und Clotri-
l., 2 g/100 g Vaginalcreme)

f (4-mal im Jahr davor)

Kommentar: Synergistischer Wirkeffekt mit Griseofulvin, Fluconazol, Itraconazol und Terbinafin: Zusatznutzen in der Kombinationstherapie ist das sofortige Wirksamwerden von Ciclopiroxolamin und die Minimierung der Ansteckungsgefahr vor Beginn der systemischen Therapie, die erst nach der kulturellen Identifizierung des Krankheitserregers erfolgen sollte.

Batrafen® S Shampoo ist frei von irritativ wirkenden Farbsubstanzen und aufschäumenden Inhaltsstoffen. Das Präparat zeichnete sich in den klinischen Studien durch ein sehr gutes Risiko-Nutzen-Potential aus.
Wegen seiner guten Wirksamkeit auf die Hefen der Gattung Pityrosporum und seiner ausgeprägten antiphlogistischen Wirkung stellt das Batrafen® S Shampoo eine äußerst wirksame Behandlungsstrategie bei seborrhoischer Dermatitis dar.

Topische Antimykotika

Topische Antimykotika

2.2.5 Clotrimazol

Warenzeichen	Hersteller
Antifungol® 1/-3/-6, Vaginaltabletten	Hexal
Antifungol® 3/-6, Vaginalcreme	Hexal
Antifungol® Creme	Hexal
Antifungol® Lösung	Hexal
Antifungol® Lösung als Pumpspray	Hexal
ARU® Spray C Lösung und Treibmittel	Chauvin ankerpharm
Azutrimazol® Creme	Azupharma
Benzoderm myco Creme	Athenstaedt
Benzoderm myco Lösung	Athenstaedt
Benzoderm myco Puder	Athenstaedt
Candazol® 100/-200 Vaginaltabletten	Apogepha
Candazol® 1 %/-2 % Vaginalcreme	Apogepha
Canesten® Creme	Bayer Vital
Canesten® Lösung, Tropflösung, Pumpspray	Bayer Vital
Canesten® Puder	Bayer Vital
Canesten® HC	Bayer Vital
gyno Canesten® 1/-3/-6 Vaginaltabletten	Bayer Vital
gyno Canesten® 1/-3/-6 Vaginalcreme	Bayer Vital
Canifug Cremolum 100/-200 Vaginalzäpfchen	Wolff
Canifug®-Creme	Wolff
Canifug®-Lösung 1 %	Wolff
Canifug®-Vaginalcreme/-2 %/-gyn Creme	Wolff
Cloderm Creme 1 %	Dermapharm
Cloderm Liquid 1 % Pumpspray Lösung	Dermapharm
Cloderm Lösung	Dermapharm
Cloderm Puder	Dermapharm
Clotrigalen® Creme	GALENpharma
Clotrigalen® Pumpspray	GALENpharma
Clotrimazol AL 100/-200 Vaginaltabletten	Aliud Pharma
Clotrimazol AL 1 % Creme	Aliud Pharma
Clotrimazol AL 2 % Vaginalcreme	Aliud Pharma
Clotrimazol AL Spray 1 % Lösung	Aliud Pharma
Clotrimazol Heumann Creme	Heumann
clotrimazol von ct Vaginaltabletten	ct-Arzneimittel
clotrimazol von ct Creme	ct-Arzneimittel
clotrimazol von ct Pumpspray	ct-Arzneimittel
clotrimazol von ct Vaginalcreme	ct-Arzneimittel
cutistad® Creme	STADA

cutistad® Lösung
cutistad® Puder
cutistad® Spray
durafungol® Vag
durafungol® Cre
durafungol® Lös
Fungiderm® Lös
Fungizid-ratioph
Fungizid-ratioph
Fungizid-ratioph
Fungizid-ratioph
Gilt® Creme
Gilt® Lösung, Pu
Gilt® Lösung, Tr
Holfungin Lösun
Imazol® Paste
Imazol® Creme
Imazol® comp. C
Jenamazol® 100
Jenamazol® Ovu
Jenamazol® 1 %
Jenamazol® 1 %
KadeFungin® 3/
KadeFungin® 3/
Mycofug® Crem
Mycofug® Lösu
Myko Cordes® C
Myko Cordes® L
Mykofungin® 3
Mykofungin® 3
Mykofungin® C
Mykohaug® C C
Mykohaug® C3
Mykohaug® C3
Ovis® Neu Lösu
SD-Hermal® M
Uromykol® Cre
Uromykol® Vag

Topische Antimykotika

Stoffgruppe:

Anwendungsgebiete

Mykosen der Haut durch
Salbe, Paste, Lösung, Pude
Windeldermatitis durch C
Vaginalmykosen durch
Vaginaltabletten)

Pharmakologische Eigen

Wirkungsart:
Wirkungsmechanismus:

Wirkungsspektrum:
Besonderheiten:

Kommentar: Clotrimazol
bination mit einem syste
azol) eingesetzt werden.

Kontraindikationen

Keine Anwendung bei De
bildende zoophile Erreger
wegen unzureichender Sp
azolresistente Keime wie C
Überempfindlichkeit gege
Vaginalcreme, Salbe, Paste

Kommentar: Bei Überemp
der Creme eine cetylstea
spray) verwenden.

Gynäkologika:
Clotrimazol-1-Präparate (
mazol-3-Präparate (0,2 g/
bei Frauen unter 18 Jahren
bei Ersterkrankung
und rezidivierendem Verla

1. Trimenon, wegen begründetem Verdacht, daß Imidazole eine Steigerung der Abortrate hervorrufen können

Dermatika:
Keine Anwendung an der laktierenden Mamma

Unerwünschte Wirkungen
Überempfindlichkeitsreaktionen der Haut: Rötung, Stechen, Brennen

Interaktionen
Verminderung der Wirksamkeit von Amphotericin B und anderen Polyenen

Dosierung
Dermatika:
1 g bzw. 1 ml Creme, Lösung, Puder oder Pumpspray enthalten jeweils 0,01 g Clotrimazol

Creme: 2- bis 3-mal tägl. ½ Salbenstrang für eine etwa handtellergroße Fläche
Lösung: 2- bis 3-mal tägl. wenige Tropfen für eine etwa handtellergroße Fläche
Puder: 1- bis 2-mal täglich einpudern
Pumpspray: 2-mal tägl. durch zweimaliges Niederdrücken des Sprühkopfes dünn aufsprühen

Dauer der Anwendung bei Dermatomykosen 3–4 Wochen, bei Candida-Vulvitis/Balanitis 1–2 Wochen

Kommentar: Neben diesen Präparaten stehen bei den Dermatika fixe Kombinationen zur Verfügung wie Canesten® HC (100 g Creme enthalten 1 g Clotrimazol 1 g Hydrocortison), Imazol® Creme (Clotrimazol 1 %, Hexamidin-diisethionat 0,25 %).

Imazol® comp. Creme (Clotrimazol 1 %, Hexamidindiisethionat 0,25 %, Prednisolon-21-acetat 0,5 %), deren Anwendung bei entzündlichen und/ oder bakteriell superinfizierten Mykosen der Haut (Imazol) angezeigt sein kann.

Cave: Für Hydrocortison gelten folgende Kontraindikationen:
– spezifische Hauterkrankungen (Syphilis, Tuberkulose),
– Viruserkrankungen der Haut,
– Vakzinationsreaktionen,
– Rosacea.

Gynäkologika:
Vaginaltabletten enthalten 100, 200 bzw. 500 mg Clotrimazol
Vaginalcremes enthalten 10, 20 bzw. 100 mg Clotrimazol

Topische Antimykotika

Topische Antimykotika

Warenzeichen/Tabl. o. Creme	/-1*	/-3*	/-6**
Clotrimazol-Anteil	0,5 g/0,1 g	0,2 g/0,02 g	0,1 g/0,01 g
Dauer der Anwendung	eine Dosis	3 Tage	6 Tage
Art der Anwendung jeweils eine Vaginaltablette/ Applikatorfüllung abends an aufeinanderfolgenden Tagen	einem	3	6

*   apothekenpflichtig
** verschreibungspflichtig

2.2.6 Croconazol

Warenzeichen	**Hersteller**
Pilzcin® Creme	Merz & Co.
Pilzcin® Gel	Merz & Co.

Stoffgruppe: Imidazol

Anwendungsgebiete

Mykosen der Haut durch Dermatophyten und Hefepilze, einschließlich Pityriasis versicolor

Pharmakologische Eigenschaften

Wirkungsart:	fungistatisch
Wirkungsmechanismus:	Blockierung der essenziellen Ergosterol-Synthese
Wirkungsspektrum:	Dermatophyten, Hefen, Schimmelpilze
Besonderheiten:	neben dem antimyzetischen Wirkungsspektrum werden auch grampositive Bakterien erfasst

Kommentar: Aufgrund der guten Penetrationseigenschaften können die Präparate in täglicher Einmalapplikation angewandt werden; als Dualinhibitor des Arachidonsäurestoffwechsels besitzt Croconazol eine ausgeprägte antiphlogistische Potenz, was dessen Einsatz insbesondere bei stark entzündlichen Dermatomykosen als wirkungsvoll erscheinen lässt.

Kontraindikationen

Stillzeit, keine Anwendung im Brustbereich
Überempfindlichkeit gegenüber Propylenglykol und anderen Bestandteilen; nicht in die Augen bringen

Unerwünschte Wirkungen

Überempfindlichkeitsreaktionen der Haut:
leichtes Hautjucken und Hautrötungen sowie in Einzelfällen Kontaktdermatitis

Interaktionen

Bisher nicht bekannt

Dosierung

1 g Creme/Gel enthält 10 mg Croconazolhydrochlorid.
Die Anwendung erfolgt einmal täglich durch dünnes Auftragen auf die erkrankten Hautareale und leichtes Verreiben
Dauer der Therapie: zwischen 2–5 Wochen

Spezielle Anwendungen

Bestandteil der Kombinationstherapie bei hochkontagiösen und stark entzündlichen zoophilen Dermatomykosen durch M. canis, T. mentagrophytes und T. verrucosum, parallel zur Therapie mit Griseofulvin oder Terbinafin
- sofortige Verabreichung bei klinischem Verdacht bzw. positivem Nativpräparat
- Dauer der Therapie bei zoophilem Erreger bis zum Negativ der Pilzkultur

Kommentar: Synergistischer Wirkungseffekt nur in Kombination mit Präparaten, die über einen azoldifferenten Wirkungsmechanismus verfügen (Griseofulvin, Terbinafin).
Zusatznutzen in der Kombinationstherapie ist das sofortige Wirksamwerden von Croconazol und die Minimierung der Ansteckungsgefahr vor Beginn der systemischen Therapie, die erst nach der kulturellen Identifizierung des Krankheitserregers erfolgen sollte.

2.2.7 Econazol

Warenzeichen	Hersteller
Epi-Pevaryl® Creme	Janssen-Cilag
Epi-Pevaryl® Heilpaste	Janssen-Cilag
Epi-Pevaryl® Kombipackung	Janssen-Cilag
Epi-Pevaryl® Lotio	Janssen-Cilag
Epi-Pevaryl® Puder	Janssen-Cilag
Epi-Pevaryl® P.v. Lösung	Janssen-Cilag
Epi-Pevaryl® Spraylösung	Janssen-Cilag
Gyno-Pevaryl® 1 1 Depot-Ovulum	Janssen-Cilag
Gyno-Pevaryl® 3 Ovula	Janssen-Cilag
Gyno-Pevaryl® 6 Ovula	Janssen-Cilag
Gyno-Pevaryl® 1 Creme	Janssen-Cilag
Epipevisone® Creme	Janssen-Cilag

Stoffgruppe: Imidazol

Anwendungsgebiete

Mykosen der Haut durch Dermatophyten und Hefepilze sowie Mischinfektionen mit grampositiven Bakterien (Creme, Lotio, Puder, Spraylösung,
Heilpaste), Windeldermatitis (Heilpaste), Ekzeme, die gleichzeitig mit Pilzen
infiziert sind (Kortisoncreme)

Onychomykosen durch Dermatophyten und Hefepilze (Spraylösung, Creme,
Lotio)

Vaginalmykosen durch econazolempfindliche Candidaspezies (Ovula, Creme)

Pityriasis versicolor (P.v. Lösung)

Pharmakologische Eigenschaften

Wirkungsart:	fungistatisch
Wirkungsmechanismus:	Blockierung der essenziellen Ergosterol-Synthese
Wirkungsspektrum:	Dermatophyten und Hefen (speziell Pityrosporon ovale), grampositive Bakterien
Besonderheiten:	nahe chemische Verwandtschaft zu Miconazol mit höherer In-vitro-Wirksamkeit bei etwa gleichem Wirkungsspektrum

Kommentar: In der Behandlung von Dermatomykosen modernen fungiziden
Präparaten wie Amorolfin, Ciclopiroxolamin, Terbinafin ebenso unterlegen
wie Nystatin bei Vaginalmykosen aufgrund bestehender Erregerlücken gegenüber Non-C.-albicans-Spezies.

Topische Antimykotika

Kontraindikationen

Schwangerschaft
Stillzeit, keine Anwendung an der laktierenden Mamma; großflächige Anwendung und Langzeittherapie (Kortisoncreme)

Unerwünschte Wirkungen

Überempfindlichkeitsreaktionen der Haut: Rötung, Stechen, Brennen
Quaddelbildung an nicht behandelten Körperstellen (Creme, Lotio, Puder)
In Einzelfällen Kontaktdermatitis und Exanthem (Creme, Lösung, Heilpaste)
Haarbalgentzündung, verstärkter Haarwuchs, Steroid-Akne, Verminderung der Hautpigmentation (Kortisoncreme)

Interaktionen

Bei gleichzeitiger Anwendung Verminderung der Reißfestigkeit von Latex-Kondomen möglich (Gynäkologika)

Dosierung

Dermatika

100 g bzw. 100 ml Creme, Lotio, Spraylösung, P.v. Lösung, Puder enthalten 1 g Econazol
Creme/Lotio: 2-mal tägl. nach dem Waschen kräftig in die erkrankten Hautareale einreiben
Kortisoncreme: Epipevisone® enthält 10 mg Econazol und 1 mg Triamcinolon in 1 g Creme; 2-mal/d bis zum Abklingen der Entzündungserscheinungen
Pumpspray, Puder: 2- bis 3-mal täglich zwischen Zehen, Puder kann zusätzlich in Schuhe und/oder Strümpfe zur Expositionsprophylaxe gestreut werden
Dauer der Behandlung: 4–8 Wochen
Lösung P.v.: Täglich nach dem Duschen/Haarewaschen den Inhalt eines Beutels 3–5 Minuten in die Kopfhaut und/oder andere befallene Körperstellen einreiben an 3–6 aufeinanderfolgenden Tagen; der Schaum soll anschließend eintrocknen und über Nacht wirken
Heilpaste: Ein- bis mehrmals am Tag nach dem Waschen und Abtrocknen dünn auftragen

Gynäkologika

100 g Creme enthalten 1 g Econazol

1 Depot-Ovulum:	150 mg
3 Ovula, je	150 mg
6 Ovula, je	50 mg

Creme:
1-mal tägl. eine Applikatorfüllung tief in die Scheide einführen, perigenital 2-mal tägl. einreiben über 6 Tage
Ovula:
1-mal 1 Depot-Ovulum oder 1-mal tgl. 3 bzw. 6 Tage lang 1 Ovulum täglich tief in die Scheide einführen

Es stehen Gyno-Pevaryl® 1-, 3- und 6-Creme/Ovula-Kombinationen zur Verfügung

Topische Antimykotika

2.2.8 Fenticonazol

Warenzeichen	**Hersteller**
Fenizolan 600 mg Vaginalovulum	Nourypharm
Lomexin® Creme	S&K Pharma
Lomexin® Lösung	S&K Pharma
Lomexin® Pumpspray	S&K Pharma

Stoffgruppe: Imidazol

Anwendungsgebiete

Mykosen der Haut durch Dermatophyten und Hefepilze (Dermatika), insbesondere Pityriasis versicolor
Vaginalmykosen durch fenticonazolempfindliche Candidaspezies (Vaginalovulum)

Pharmakologische Eigenschaften

Wirkungsart:	fungistatisch
Wirkungsmechanismus:	Blockierung der essenziellen Ergosterol-Synthese
Wirkungsspektrum:	Dermatophyten, Hefen, Schimmelpilze
Besonderheiten:	neben dem antimyzetischen Wirkungsspektrum werden auch grampositive Bakterien erfasst; hohe MHK-Werte gegenüber Erregern der Gattung Microsporum (Erregerlücke)

Kommentar: In der Behandlung von Dermatomykosen modernen fungiziden Präparaten wie Amorolfin, Ciclopiroxolamin, Terbinafin ebenso unterlegen wie Nystatin bei Vaginalmykosen aufgrund bestehender Erregerlücken gegenüber Non-C.-albicans-Spezies.

Kontraindikationen

Säuglinge, Kleinkinder, Schwangerschaft
Während der Stillzeit nicht im Brustbereich anwenden
In Verbindung mit Barrieremethoden zur Schwangerschaftsverhütung
Überempfindlichkeit gegenüber Alkyl-4-hydroxybenzoaten, Paragruppenallergie (Ovula)
Überempfindlichkeit gegenüber Cetylstearylalkohol (Creme)
Überempfindlichkeit gegenüber Propylenglykol (Spray)

Unerwünschte Wirkungen

Überempfindlichkeitsreaktionen der Haut: Rötung, Stechen, Brennen sowie in Einzelfällen Kontaktdermatitis und Exanthem, bei Langzeitanwendung Austrocknung der Haut möglich (Pumpspray)
Lösung nicht in die Augen und nicht auf Schleimhäute bringen
Beim Sexualpartner während der Behandlung mit Ovula Reizungen am Penis und/oder in der Harnröhre möglich, falls während der Behandlung und an den Tagen darauf ungeschützter Verkehr stattfindet

Interaktionen

Bei gleichzeitiger Anwendung Verminderung der Reißfestigkeit von Latex-Kondomen möglich (Ovula)

Dosierung

Dermatika
1 g Creme bzw. 1 ml Lösung/Pumpspray enthalten 20 mg Fenticonazolnitrat
1- bis 2-mal tägl. dünn auf die erkrankten Hautareale auftragen bzw. aufsprühen bis zur vollständigen Abheilung

Vaginalovula
1 Ovulum enthält 600 mg Fenticonazolnitrat
1-mal abends ein Ovulum tief in die Scheide einführen; falls erforderlich, nach drei Tagen wiederholen

2.2.9   Griseofulvin

Warenzeichen	**Hersteller**
Gricin® Creme	RIEMSER
Stoffgruppe:	Benzofuran

Anwendungsgebiete

Dermatomykosen, verursacht durch Dermatophyten

Pharmakologische Eigenschaften

Wirkungsart:	fungistatisch
Wirkungsmechanismus:	Störung der Purinkörpersynthese mit daraus resultierendem Wachstumsdefekt („Curling-Effekt")
Wirkungsspektrum:	Dermatophyten
Besonderheiten:	enges Wirkungsspektrum
	Wirksamkeit gegen Pilzsporen (Mikrosporie!)
	Zulassung bei Kindern

Kommentar: Griseofulvin gehört zu einer alternativen Antimykotika-Klasse mit exklusivem Wirkungsmechanismus.
Keine Verwandtschaft mit anderen Antimykotika, daher gut geeignet als topisches Kombinationspräparat bei gleichzeitiger systemischer Therapie.

Kontraindikationen

Nicht zur Therapie von Infektionen durch Schimmelpilze, Hefen bzw. deren Kombination mit einem Dermatophyten
Überempfindlichkeit gegenüber Alkyl-4-hydroxybenzoaten (Paragruppenallergie)

Unerwünschte Wirkungen

Bisher nicht bekannt

Interaktionen

Bisher nicht bekannt

Dosierung

100 g Creme enthalten 5 g Griseofulvin
2- bis 3-mal täglich auftragen
Eine Abdeckung der behandelten Hautareale ist zu empfehlen

Spezielle Anwendungen

1. Monotherapie anthropophiler und zoophiler Dermatomykosen, insbesondere bei Kindern
2. Bestandteil der Kombinationstherapie bei hochkontagiösen zoophilen Dermatomykosen durch M. canis, T. mentagrophytes und T. verrucosum, parallel zur Therapie mit Fluconazol, Itraconazol oder Terbinafin
   - sofortige Verabreichung bei klinischem Verdacht bzw. positivem Nativpräparat
   - Dauer der Therapie bei zoophilem Erreger bis zum Negativ der Pilzkultur

Kommentar: Effektiv gegenüber sporenbildenden zoophilen Dermatophyten. Synergistischer Wirkungseffekt mit Fluconazol, Itraconazol und Terbinafin, nicht jedoch mit systemischem Griseofulvin.
Zusatznutzen in der Kombinationstherapie ist das sofortige Wirksamwerden von topischem Griseofulvin und die Minimierung der Ansteckungsgefahr vor Beginn der systemischen Therapie, die erst nach der kulturellen Identifizierung des Krankheitserregers erfolgen sollte.

Topische Antimykotika

Topische Antimykotika

2.2.10 Isoconazol

Warenzeichen	**Hersteller**
Travogen® Creme	Schering/Asche

Stoffgruppe: Imidazol

Anwendungsgebiete

Mykosen der Haut durch Dermatophyten und Hefepilze, einschließlich Pityriasis versicolor
Erythrasma (Erreger: Corynebacterium minutissimum)

Pharmakologische Eigenschaften

Wirkungsart:	fungistatisch
Wirkungsmechanismus:	Blockierung der essenziellen Ergosterol-Synthese
Wirkungsspektrum:	Dermatophyten, Hefen, Schimmelpilze
Besonderheiten:	neben dem antimyzetischen Wirkungsspektrum werden auch grampositive Bakterien und der Erreger des Erythrasma (Corynebacterium minutissimum) erfasst

Kommentar: In der Behandlung von Dermatomykosen modernen fungiziden Präparaten wie Amorolfin, Ciclopiroxolamin, Terbinafin unterlegen.

Kontraindikationen

Stillzeit, keine Anwendung im Brustbereich
Überempfindlichkeit gegenüber Cetylstearylalkohol

Unerwünschte Wirkungen

Überempfindlichkeitsreaktionen der Haut: leichtes Brennen sowie in Einzelfällen Kontaktdermatitis

Bei Anwendung im Gesicht nicht in die Augen bringen

Dosierung

1 g Creme enthält 10 mg Isoconazolnitrat bzw. Isoconazol
Täglich einmalige Anwendung über einen Zeitraum von mindestens 4 Wochen

2.2.11 Ketoconazol

Warenzeichen	Hersteller
Nizoral® Creme	Janssen-Cilag
Terzolin® Creme	Janssen-Cilag
Terzolin® Lösung	Janssen-Cilag

Stoffgruppe: Imidazol

Anwendungsgebiete

Pityriasis versicolor, seborrhoische Dermatitis (Terzolin®)
Dermatomykosen durch Dermatophyten und Hefen

Pharmakologische Eigenschaften

Wirkungsart: fungistatisch
Wirkungsmechanismus: Blockierung der essenziellen Ergosterol-Synthese
Wirkungsspektrum: verschiedene Dermatophytenarten, C. parapsilosis, C. albicans, Tr. mucoides, Pityrosporon ovale
Besonderheiten: ungeachtet des relativ breiten Wirkungsspektrums ist Terzolin ein Spezialpräparat zur Anwendung bei Pityriasis versicolor und seborrhoischer Dermatitis Erregerlücke bei Microsporum ssp.

Kommentar: Dem Pilz Pityrosporon ovale (syn. Malassezia furfur) wird eine mitentscheidende pathogenetische Rolle bei der seborrhoischen Dermatitis beigemessen, wofür auch die Heilerfolge der antimyzetischen Therapie bei dieser Erkrankung sprechen.

Kontraindikationen

Überempfindlichkeitsreaktionen gegen den Wirkstoff und sonstige Bestandteile wie Natriumsulfit, Propylenglykol (Creme)
Nicht zur Anwendung am Auge geeignet (Creme)
Augenkontakt vermeiden (Lösung), bei Kontakt Augen mit klarem Wasser spülen

Unerwünschte Wirkungen

Hautreizungen wie Brennen, Jucken, Rötung (Creme, Lösung)
Allergische Kontaktdermatitis gegenüber Natriumsulfit, Propylenglykol (Creme)

Vorübergehende Verfärbung, Verklebung, Abstumpfung der Haare
Bei seborrhoischer Dermatitis vermehrter Haarausfall möglich
(Lösung)

Cave: Nach Langzeitbehandlung mit lokalen Kortikosteroiden ist zu empfehlen, die Kortikosteroide zusammen mit Terzolin noch für 2–3 Wochen weiter anzuwenden, um einen Rebound-Effekt zu vermeiden. In dieser Zeit ausschleichende Steroidbehandlung.

Interaktionen

Bisher nicht bekannt

Dosierung

1 g Creme bzw. 1 ml Lösung enthalten 20 mg Ketoconazol

Nizoral® Creme:
Nach exakter Erregeridentifizierung und unter Beachtung der Erregerlücken 1- bis 2-mal tgl. auf die erkrankten Hautareale auftragen über 2–6 Wochen

Kommentar: Wegen weitaus günstigerer Wirkungsspektren und besserer Pharmakokinetik sind moderne Imidazolderivate und topische Antimykotika aus anderen Stoffklassen wie Amorolfin, Ciclopiroxolamin oder Terbinafin überlegen.

Terzolin® Creme:
Seborrhoische Dermatitis   2-mal tgl. über 4 Wochen
Pityriasis versicolor   1-mal tgl. über 2–3 Wochen
auf die erkrankten Hautareale auftragen

Terzolin® Lösung:
Seborrhoische Dermatitis   2-mal wöchentlich über 2–4 Wochen
Pityriasis versicolor   1-mal tgl. maximal 5 Tage
jeweils ½ Füllung der Verschlusskappe
Betroffene Kopfhaut bzw. Hautstellen und/oder Haare mit der Lösung waschen, dabei ½ Füllung in das angefeuchtete Haar kurz einmassieren und 3–5 Minuten einwirken lassen, anschließend mit viel warmem Wasser ausspülen

Kommentar: Zur Rezidivprophylaxe Anwendung alle 7 Tage oder jede 2. Woche bis zu 6 Monate.
Therapeutische Alternative: Itraconazol tägl. 2 Kps. (200 mg) über eine Woche.

2.2.12 Miconazol

Warenzeichen	Hersteller
Amykon® Creme	Engelhard
Mykoderm® Mund-Gel	Engelhard
Daktar® Mundgel	Janssen-Cilag
Daktar® Creme	Janssen-Cilag
Daktar® Puder	Janssen-Cilag
Gyno-Daktar® Vaginal-Creme	Janssen-Cilag
Gyno-Daktar® Kombi (Vaginal-Ovula/-Creme)	Janssen-Cilag
Derma-Mykotral® Creme	Rosen Pharma
Gyno-Mykotral® Creme	Rosen Pharma
Dumicoat® Prothesenlack	DUMEX
Fungur® M Creme	Hexal
Fungur® M Vaginalcreme	Hexal
Fungur® M Vaginalovula	Hexal
Infectosoor Mundgel	Infectopharma
Micotar® Mundgel	Dermapharm
Micotar® Creme	Dermapharm
Micotar® ZP	Dermapharm
Mykotin®mono Creme	Ardeypharm
Mykotin® Mundgel	Ardeypharm
Castellani-Lösung	Hollborn
Castellani-viskos Lösung	Hollborn

Stoffgruppe: Imidazol

Anwendungsgebiete

Mykosen der Haut durch Dermatophyten und Hefepilze (Creme, Puder)
Infektionen und Superinfektionen der Haut durch grampositive Bakterien (Creme, Puder)
Windeldermatitis (Micotar® Zinkpaste)
Vaginalmykosen und Pilzinfektionen des männlichen Genitalbereichs durch miconazolempfindliche Candidaspezies (Ovula, Creme)
Therapie oraler Mykosen durch Hefen (Mundgel) bei Säuglingen, Kindern und Erwachsenen
Selektive Munddekontamination zur Prophylaxe systemischer und chronisch rezidivierender extraintestinaler Mykosen (Mundgel, Prothesenlack, Tabletten)

Pharmakologische Eigenschaften

Wirkungsart:	fungistatisch
Wirkungsmechanismus:	Blockierung der essenziellen Ergosterol-Synthese
Wirkungsspektrum:	Dermatophyten und Hefen
Besonderheiten:	als erstes systemisches Antimykotikum für die Therapie von Endomykosen bedeutungslos geworden, bei topischer Anwendung praktisch keine Resorption
	Erregerlücke bei Non-C.-albicans-Spezies

Kommentar: Ist in der topischen Anwendung modernen und fungiziden Breitbandantimykotika wie Amphotericin B (selektive Dekontamination), Terbinafin, Ciclopiroxolamin (Dermatomykosen) sowie Clotrimazol, Nystatin (Vaginalmykosen) unterlegen. Mit Miconazol 2 % in Zinkpaste (20 % Zinkoxid) kann ein befriedigender kortikoidfreier antientzündlicher Effekt erreicht werden.

Kontraindikationen

Keine Anwendung auf offene Wunden, an den Augen, Schleimhäuten (alkoholhaltige Lösung) und an der laktierenden Mamma
Interna: Schwangerschaft, Stillzeit, Lebererkrankungen
Gynäkologika: 1. Trimenon, wegen begründetem Verdacht, dass Imidazole eine Steigerung der Abortrate hervorrufen können

Unerwünschte Wirkungen

Gastrointestinal: Übelkeit, Erbrechen, Diarrhö (Interna)
Überempfindlichkeitsreaktionen der Haut: Rötung, Stechen, Brennen (Externa)

Interaktionen

Bei Anwendung von Mundgel, Prothesenlack:
1. Wirkungsverstärkung oraler Antikoagulanzien, Antidiabetika und Antiepileptika
2. Verstärkung der Nebenwirkungen systemischer Antimykotika und Hemmung der Amphotericin-B-Wirkung
3. Anstieg des Ciclosporin-Blutspiegels
4. Veränderung der Tobramycin-Kinetik

Gynäkologika:
Bei gleichzeitiger Anwendung Verminderung der Reißfestigkeit von Latex-Kondomen möglich (Gynäkologika)

Topische Antimykotika

Dosierung

Prothesenlack: 1 g enthält 50 mg Miconazol
Alle 1–2 Wochen Einpinseln der Zahnprothese

Lösung: 2 x tgl. mit Pinsel eine dicke Schicht Lösung (1 ml enthält 20 mg Miconazol) auf die infizierten Nägel und die umgebende Haut auftragen

Creme: 1- bis 2-mal/d etwas Creme auf die erkrankte Hautregion auftragen und leicht mit dem Finger einmassieren
Anwendung bis zu 14 Tage nach dem Abklingen der Beschwerden

Puder: Abwechselnd mit Creme täglich auf die befallenen Hautgebiete bringen; bei Tinea pedum in Schuhe und Strümpfe stäuben; zur Reinfektionsprophylaxe noch für einige Wochen nach Verschwinden der Symptome anwenden

Kommentar: Langzeitanwendung über etwa 6 Monate notwendig, in der Onychomykosebehandlung den Nagellacken (Loceryl, Batrafen) unterlegen.

Mundgel (Infectosoor):   5 g Gel (1 Messlöffel) enthalten 100 mg Miconazol
Säuglinge (Micotar®):   4 x 25 mg (¼ Messlöffel)
bis 14 Jahre (Mykoderm®):   4 x 50 mg (½ Messlöffel)
Tageshöchstwert: 20 mg/kg KG

Mundgel (Daktar®): 1 Messlöffel Gel enthält 5 ml, was 124 mg Miconazol entspricht; daher ist die Tagesdosis bei Säuglingen 4-mal 31 mg (¼ Messlöffel) und bei Kindern bis 14 Jahre 4-mal 62 mg (½ Messlöffel)

Einnahme nach der Mahlzeit, und vor dem Schlucken möglichst lange im Mund behalten, Anwendung nicht über 4 Wochen hinaus

Gynäkologika: Vaginal-Creme (20 mg Miconazol/g) bzw. Vaginalovula (100 mg Miconazol)
1 x tgl. vor dem Schlafengehen eine Applikatorfüllung (ca. 5 g Creme) bzw. 1 Ovulum tief in die Scheide einführen

Spezielle Anwendungen

Selektive orale Dekontamination:
– zur Prophylaxe systemischer Mykosen bei Risikopatienten (Intensivmedizin, vor Organtransplantation)
– bei chronisch rezidivierender Vaginalkandidose parallel zur systemischen Therapie sowie
– zur Rezidivprophylaxe bei Patientin und deren Sexualpartner

Kommentar: Diese Anwendungsform ist möglich, sollte jedoch aufgrund
– der besseren antimyzetischen Wirksamkeit,
– geringerer Arzneimittel-Interaktionen,

- synergistischer Wirkungseffekte im Falle der gleichzeitigen Applikation systemischer Antimykotika (Fluconazol, Itraconazol),
- anderer Stoffklassenzugehörigkeit sowie
- fehlender Erregerlücken (C. glabrata, C. krusei)

den Polyen-Präparaten vorbehalten bleiben (Amphotericin B, Natamycin, Nystatin).

2.2.13 Naftifin

Warenzeichen	**Hersteller**
Exoderil® Creme	Rentschler
Exoderil® Gel	Rentschler
Exoderil® Lösung	Rentschler

Stoffgruppe:	Allylamin

Anwendungsgebiete

Dermatomykosen verursacht durch Dermatophyten

Pharmakologische Eigenschaften

Wirkungsart:	fungizid
Wirkungsmechanismus:	Hemmung der Squalenepoxidase
Wirkungsspektrum:	Dermatophyten, C. albicans (myzeliale Form)
Besonderheiten:	hohe antimyzetische Wirksamkeit, enges Wirkungsspektrum, keine Erregerlücken bei Dermatophyten, geringe Empfindlichkeit von S. brevicaulis und Pityrosporon ovale

Kommentar: Aufgrund der fungiziden Wirkung auch gegenüber T. interdigitale und Zugehörigkeit zu einer alternativen Antimykotika-Klasse (verwandt nur mit Terbinafin) den Imidazolderivaten in der Therapie von Dermatophytosen vorzuziehen.
Aufgrund scheinbar geringerer sporozider Wirkung Amorolfin, Ciclopiroxolamin und Griseofulvin unterlegen.

Kontraindikationen

Anwendung am Auge
Schwangerschaft, Stillzeit
Nicht in offene Wunden und auf Schleimhäute bringen
Überempfindlichkeit gegenüber Cetylstearylalkohol (Creme)
Überempfindlichkeit gegenüber Propylenglykol (Gel, Lösung)

Unerwünschte Wirkungen

Vorübergehend Juckreiz, Brennen oder Rötung der Haut
Bei Langzeitanwendung Austrocknung der Haut möglich

Interaktionen

Bislang nicht bekannt

Dosierung

1 g Creme/Gel bzw. 1 ml Lösung enthalten 10 mg Naftifin-HCl
1-mal täglich dünn auf die erkrankten Hautstellen auftragen bzw. aufsprühen und einreiben
Bei Onychomykose 2-mal täglich anwenden

Dauer:	bei Tinea pedis plantaris	1 Woche
	bei Tinea plantaris	4 Wochen
	bei Onychomykose bis zu	8 Wochen

Kommentar: Fungizid gegenüber Dermatophyten und im Unterschied zu zahlreichen Azolen auch gegenüber T. mentagrophytes wirksam.
Wegen vergleichsweise geringer Sporozidie jedoch keine Spezialanwendung bei zoophilen Dermatomykosen (siehe Amorolfin, Ciclopiroxolamin, Griseofulvin).

2.2.14 Natamycin

Warenzeichen	**Hersteller**
Pimafucin® Dragees magensaftresistent	Galderma
Pimafucin® Lutschtabletten zuckerfrei	Galderma
Pimafucin® Creme	Galderma
Deronga® Heilpaste	Galderma
Pima-Biciron® N Augensalbe	S&K Pharma

Stoffgruppe: Polyen

Anwendungsgebiete

Mykosen der Haut durch Hefepilze und Dermatophyten (Creme), nässende Dermatomykosen, Windeldermatitis (Heilpaste)
Genitalmykosen, vulvovaginale Kandidose, Balanitis (Creme)
Mykosen des Auges, der Augenlider und der Tränenwege (Augensalbe)
Therapie intestinaler Mykosen durch Hefen (Dragees)
Therapie oraler Mykosen durch Hefen (Lutschtabletten)

Selektive Mund- und Darmdekontamination zur Prophylaxe systemischer und chronisch rezidivierender extraintestinaler Mykosen, Rezidivprophylaxe bei chronisch rezidivierender Vaginalmykose (Lutschtabletten, Dragees)

Pharmakologische Eigenschaften

Wirkungsart:	fungistatisch bis fungizid
Wirkungsmechanismus:	Bindung an Ergosterol der Zellmembran Hemmung der RNA-Synthese
Wirkungsspektrum:	Hefen, Schimmelpilze und Dermatophyten
Besonderheiten:	wie Amphotericin B und Nystatin zur selektiven oro-intestinalen Hefepilzdekontamination einziges Polyen mit Zulassung zur topischen Therapie von Infektionen durch Dermatophyten

Kommentar: Dermatophyten der Gattungen Microsporum und Epidermophyton sowie Scopulariopsis brevicaulis sind gegenüber Natamycin gut empfindlich. Lutschtabletten sind zuckerfrei (Diabetiker).

Kontraindikationen

Überempfindlichkeit gegenüber Polyenmakroliden wie Amphotericin B und Nystatin (Creme)
Schwangerschaft 1. Trimenon, wegen Benzalkoniumchlorid (Creme)

Topische Antimykotika

Unerwünschte Wirkungen

Gastrointestinal: Übelkeit, Erbrechen, Diarrhö (Lutschtabletten, Dragees)
Überempfindlichkeitsreaktionen: Juckreiz, Brennen (Creme, Heilpaste, Salbe)

Kommentar: Nur geringe Resorption, Nebenwirkungen daher ausschließlich lokal.

Interaktionen

Bei gleichzeitiger Anwendung von Creme oder Paste am Penis, perianal bzw. intravaginal (Creme) Verminderung der Reißfestigkeit von Latex-Kondomen möglich

Dosierung

Heilpaste: 2 g Natamycin/100g, mindestens 2-mal täglich, nicht über 4 Wochen hinaus

Creme: 2 g Natamycin/100g, Haut: mindestens 2-mal täglich nicht über 4 Wochen hinaus, vaginal: täglich abendliche intravaginale Einführung mittels Applikator

Augensalbe: alle 2 Stunden und vor der Nachtruhe ca. 1 cm langen Salbenstrang in den unteren Bindehautsack geben

Lutschtabletten: 4- bis 6-mal tgl. eine Tbl. langsam im Mund zergehen lassen

Dragees: 3–4 Drg. täglich nach der Mahlzeit

Suspension: 4-mal 1 ml (1 Pip. = 100 mg) tgl. nach den Mahlzeiten

Spezielle Anwendungen

Selektive orointestinale Dekontamination:
– zur Prophylaxe systemischer Mykosen bei Risikopatienten (Intensivmedizin, vor Organtransplantation)
– bei chronisch rezidivierender Vaginalkandidose parallel zur systemischen Therapie sowie
– zur Rezidivprophylaxe bei Patientin und deren Sexualpartner

Präparat	Dosierung	Einnahmezeit (Tage)
Lutschtabletten	4 x tgl.	14
Dragees	4 x tgl.	14
Bei kontaminierten Zahnprothesen:		
Amphotericin B Suspension	1 x tgl.	14

Kommentar: Natamycin ist nicht säureresistent.
Anwendung von Lutschtabletten und/oder Dragees nur nach Pilznachweis in Mundhöhle bzw. Darm.

Alternativ zur Behandlung pilzkontaminierter Prothesenoberflächen Anwendung von

am Tag:	Amphotericin B in Kukident Superhaftcreme:
	Amphotericin B　　　　　　0,44 g
	Kukident Superhaftcreme　　40 ml
	(Rezeptur abgefüllt in Tuben)
	Dadurch permanente Einwirkung des Antimykotikums auf Prothese und korrespondierende Schleimhaut
in der Nacht:	Corega Tabs (wirkt stark desinfizierend, wegen Materialbeeinflussung der Prothese jedoch keine Langzeitanwendung!)

Cave: Die Maßnahmen der aufwendigen selektiven Dekontamination verfehlen ihre Wirkung bei Vernachlässigung der Sanierung kariöser Zähne.

Trotz der Komplexität der Maßnahmen bei selektiver Dekontamination ist keine komplette Erregereradikation zu erwarten.
In der antimyzetischen Wirksamkeit ist Amphotericin B Natamycin überlegen.

Gesunde, ausgewogene, ballaststoffreiche Kost
Kein genereller Zuckerentzug

Topische Antimykotika

2.2.15 Nystatin

Warenzeichen	Hersteller
Adiclair® Filmtabletten	Ardeypharm
Adiclair® Vaginaltabletten	Ardeypharm
Adiclair® Suspension	Ardeypharm
Adiclair® Mundgel	Ardeypharm
Adiclair® Creme	Ardeypharm
Adiclair® Salbe	Ardeypharm
Adiclair® Kombipackung	Ardeypharm
Biofanal® Dragees	Pfleger
Biofanal® Vaginaltabletten	Pfleger
Biofanal® Vaginaltabletten/Salbe	Pfleger
Biofanal® Suspension	Pfleger
Biofanal® Salbe	Pfleger
Biofanal® Kombipackung	Pfleger
Candio-Hermal® Creme	Hermal
Candio-Hermal® Dragees	Hermal
Candio-Hermal® Mundgel	Hermal
Candio-Hermal® Fertigsuspension	Hermal
Candio-Hermal® Salbe	Hermal
Candio-Hermal® Paste	Hermal
Candio-Hermal® Softpaste	Hermal
Cordes® Nystatin SoftPaste	Ichthyol
Fungireduct® Salbe	Azupharma
Lederlind® Mundgel	ICN
Lederlind® Heilpaste	ICN
Moronal® Dragees	Bristol-Myers Squibb
Moronal® Suspension	Bristol-Myers Squibb
Moronal® Genitalcreme	Bristol-Myers Squibb
Moronal® Salbe	Bristol-Myers Squibb
Moronal® V Salbe	Bristol-Myers Squibb
Mykoderm® Heilsalbe für Kinder	Engelhard
MykoPosterine® N Paste	Kade
Mykundex® Dragees	Biocur
Mykundex® Suspension	Biocur
Mykundex mono Salbe	Biocur

Nystaderm Filmtabletten	Dermapharm
Nystaderm Vaginaltabletten	Dermapharm
Nystaderm Mundgel	Dermapharm
Nystaderm S Suspension	Dermapharm
Nystaderm Creme	Dermapharm
Nystaderm Paste	Dermapharm
Nystatin Holsten FT Filmtabletten	Holsten Pharma
Nystatin Holsten Vag. Vaginaltabletten	Holsten Pharma
Nystatin Holsten Salbe	Holsten Pharma
Nystatin JENAPHARM Ovula	Jenapharm
Nystatin „Lederle" Creme	ICN
Nystatin „Lederle" Filmtabletten	ICN
Nystatin „Lederle" Ovula	ICN
Nystatin „Lederle" Tropfen	ICN
Nystatin „Lederle" Salbe	ICN
Nystatin „Lederle" Paste	ICN
Nystatin „Lederle" steriles Pulver	ICN
Nystatin Stada® Kapseln	Stada

Topische Antimykotika

Kommentar: Die Anzahl der Nystatin-Präparate hat als Folge der Pilzhysterie in den letzten Jahren noch erheblich zugenommen. Es werden nur diejenigen Nystatin-Präparate aufgeführt, die in der „Roten Liste" verzeichnet sind, da hierdurch das gesamte Anwendungsspektrum hinreichend abgedeckt ist.

Stoffgruppe: Polyen

Anwendungsgebiete

Pilzinfektionen der Vulva und Vagina durch nystatinempfindliche Candida-spezies (Vaginaltabletten, Ovula)

Mykosen der Haut durch Hefepilze (Creme, Salbe)
Windeldermatitis und nässende Mykosen der Haut (Paste), mit Hefen super-infizierte Ekzeme (Moronal® V Salbe)

Prophylaxe und Therapie von Lungenmykosen durch Aerosoltherapie (steriles Pulver in 0,9%iger NaCl-Lösung)

Therapie oraler Mykosen durch Hefen (Lutschtabletten, Mundgel)
Therapie intestinaler Mykosen durch Hefen (Dragees, Filmtabletten)

Selektive Mund- und Darmdekontamination zur Prophylaxe systemischer und chronisch rezidivierender extraintestinaler Mykosen, Rezidivprophylaxe bei chronisch rezidivierender Vaginalmykose (Lutschtabletten, Suspension, Tropfen, Mundgel, Dragees, Filmtabletten)

Topische Antimykotika

Pharmakologische Eigenschaften

Wirkungsart:	primär fungistatisch
Wirkungsmechanismus:	Bindung an Ergosterol der Zellmembran
Wirkungsspektrum:	Hefen und einige Schimmelpilze
Besonderheiten:	Polyen mit geringerer antimykotischer Wirksamkeit als Amphotericin B, im Gegensatz zu allen Azolpräparaten wirksam gegenüber C. glabrata und C. krusei bei vaginaler Kandidose

Kommentar: Die besondere Qualität der Nystatinpräparate besteht in der Vielfalt der Formulierungen und einem dadurch sehr breiten Anwendungsspektrum.

Kontraindikationen

Mykosen der Haut durch Dermatophyten und Scopulariopsis brevicaulis
Überempfindlichkeit gegenüber Alkyl-4-hydroxybenzoaten, Paragruppenallergie (Creme, Mundgel, Suspension)
Neugeborene (Suspension, wegen hoher Osmolarität von ca. 2860 mOsmol/l)
Kinder (V Salbe, nicht auf großen Hautarealen, nicht über lange Zeit, nicht unter Okklusion anwenden)
Schwangerschaft und Stillzeit (V Salbe)

Unerwünschte Wirkungen

Gastrointestinal: Übelkeit, Erbrechen, Diarrhö (Dragees, Filmtabletten),
Überempfindlichkeitsreaktionen: Juckreiz, Brennen (Creme, Salbe, Paste, Vaginaltabletten, Ovula, Genitalcreme) der Haut und Schleimhäute, lokale Reizung der Schleimhäute möglich bei Formulierungen, die Propylenglykol enthalten (Mundgel)
Paragruppenallergie (Creme, Suspension)
Bei Langzeitanwendung: Follikulitis, Pigmentverschiebung, Sekundärinfektionen (V Salbe)

Kommentar: Keine systemischen Nebenwirkungen der Interna, da praktisch keine Resorption.

Interaktionen

Bei gleichzeitiger Anwendung von Creme, Salbe oder Paste am Penis, perianal bzw. intravaginal (Vaginalcreme) Verminderung der Reißfestigkeit von Latex-Kondomen möglich

Dosierung

Die einzelnen Formulierungen enthalten folgende Nystatinkonzentrationen:

Tropfen, Suspension:	100 000 I.E./ml
Creme, Salbe, Paste:	100 000 I.E./g
Mundgel, Genitalcreme:	100 000–250 000 I.E./g
Filmtabletten, Dragees, Kapseln:	500 000 I.E.
Vaginaltabletten, Ovula:	100 000–200 000 I.E.

Externa:
Dermatika: 2- bis 4-mal täglich, nach Abklingen der Erkrankung wird eine 8- bis 10-tägige Weiterbehandlung empfohlen

Vaginaltabletten, Ovula: je 1-mal täglich abends tief in die Scheide einführen an 6–12 aufeinanderfolgenden Tagen

Steriles Pulver: Auflösung und Handhabung siehe Beipackzettel Nystatin „Lederle" steriles Pulver

Interna:
Suspension, Mundgel, Tropfen: 4- bis 6-mal täglich nach der Mahlzeit einnehmen und vor dem Schlucken einige Minuten im Mund belassen

Dragees, Filmtabletten, Kapseln: 3- bis 4-mal tgl. 1–2, unzerkaut nach den Mahlzeiten für 2 Wochen

Spezielle Anwendungen

Selektive orointestinale Dekontamination:
– zur Prophylaxe systemischer Mykosen bei Risikopatienten (Intensivmedizin, vor Organtransplantation)
– bei chronisch rezidivierender Vaginalkandidose parallel zur systemischen Therapie
– zur Rezidivprophylaxe bei Patientin und deren Sexualpartner

Präparat	*Dosierung*	*Einnahmezeit (Tage)*
Mundgel, Suspension, Tropfen	4 x tgl.	14
Dragees, Filmtabletten, Kapseln	4 x tgl.	14
bei kontaminierten Zahnprothesen:		
Mundgel, Suspension, Tropfen	1 x tgl.	14
auf Prothese und Schleimhaut		

Kommentar: Nystatin ist nicht säureresistent.
Anwendung von Mundgel, Suspension und/oder Dragees nur nach Pilznachweis in der jeweiligen Lokalisation (Mundhöhle, Darm, Zahnersatz).

Topische Antimykotika

Topische Antimykotika

Alternativ zur Applikation von Suspension auf die Prothesenoberfläche Anwendung von

am Tag:	Amphotericin B in Kukident Superhaftcreme:

| Amphotericin B0 | 0,44 g |
| Kukident Superhaftcreme | 40 ml |

(Rezeptur abgefüllt in Tuben)

Dadurch permanente Einwirkung des Antimykotikums auf Prothese und korrespondierende Schleimhaut.

in der Nacht: Corega Tabs (wirkt stark desinfizierend, wegen Materialbeeinflussung der Prothese keine Langzeitanwendung!)

Cave: Die Maßnahmen der aufwendigen selektiven Dekontamination verfehlen ihre Wirkung bei Vernachlässigung der Sanierung kariöser Zähne.

Trotz der Komplexität der Maßnahmen bei selektiver Dekontamination ist keine komplette Erregereradikation zu erwarten.

Antimyzetisch wirksamer ist Amphotericin B

Gesunde, ausgewogene, ballaststoffreiche Kost
Kein genereller Zuckerentzug

2.2.16 Oxiconazol

Warenzeichen	Hersteller
Myfungar® 1	Taurus Pharma
Myfungar® 1 Kombi	Taurus Pharma
Myfungar® Creme	Taurus Pharma
Myfungar® Lösung/Pumpspray	Taurus Pharma
Myfungar® Puder	Taurus Pharma
Oceral GB Creme	Yamanouchi
Oceral GB Lösung	Yamanouchi

Stoffgruppe: Imidazol

Anwendungsgebiete

Mykosen der Haut durch Dermatophyten und Hefepilze (Creme, Puder, Lösung), einschließlich der Genitalregion (Creme, Lösung)
Vaginalmykosen durch oxiconazolempfindliche Candidaspezies (Vaginaltabletten)

Pharmakologische Eigenschaften

Wirkungsart:	fungistatisch, fungizid
Wirkungsmechanismus:	Blockierung der essenziellen Ergosterol-Synthese
Wirkungsspektrum:	Dermatophyten, Hefen, Schimmelpilze
Besonderheiten:	neben dem antimyzetischen Wirkungsspektrum werden auch grampositive Bakterien erfasst

Kommentar: Oxiconazol gehört zu den modernen Azolen. Es ist geeignet zur topischen Behandlung von Dermatomykosen und Vulvovaginalkandidosen. Die Einmalbehandlung mit Myfungar®1 erzielt gleiche Erfolge wie eine mehrtägige Therapie mit Azolen bei gleichzeitiger sehr guter Compliance. Die einmalige Anwendung ist ausreichend aufgrund der langen Verweildauer der Vaginaltablette (> 96 Stunden) am Wirkort..

Kontraindikationen

Schwangerschaft
Menstruation

Unerwünschte Wirkungen

Überempfindlichkeitsreaktionen der Haut: Rötung, Stechen, Brennen sowie in Einzelfällen Kontaktdermatitis und Exanthem
Bei Langzeitanwendung Austrocknung der Haut möglich (Dermatika)
Lösung nicht in die Augen und nicht auf Schleimhäute bringen

Topische Antimykotika

Beim Sexualpartner während der Behandlung mit Vaginaltabletten Reizungen am Penis und/oder in der Harnröhre möglich, falls ungeschützter Verkehr stattfindet

Interaktionen

Bei gleichzeitiger Anwendung Verminderung der Reißfestigkeit von Latex-Kondomen möglich (Creme)
Wirksamkeitsminderung von Polyenantimykotika (Natamycin, Nystatin, Amphotericin B) möglich (alle Darreichungsformen)

Dosierung

Dermatika
1 g Creme, Puder bzw. 1 ml Lösung/Pumpspray enthalten 1 mg Oxiconazol

Creme: ½–1 cm Stranglänge 2-mal täglich auf die erkrankten Hautareale auftragen

Puder: 2- bis 3-mal täglich die befallenen Hautstellen bestäuben
Puder kann zusätzlich in Schuhe und/oder Strümpfe zur Expositionsprophylaxe gestreut werden

Lösung: 3 Tropfen 2-mal auf eine handtellergroße Fläche verreiben

Die empfohlene Behandlungsdauer für alle Darreichungsformen der Dermatika beträgt mindestens 3 Wochen bis maximal 6 Monate

Vaginaltabletten:

1 Tbl. enthält 600 mg Oxiconazol
1-mal abends Tablette tief in die Scheide einführen
Falls erforderlich, nach einer Woche eine weitere Tablette

2.2.17 Sertaconazol

Warenzeichen	**Hersteller**
Mykosert® Creme	Pfleger
Zalaïn® Creme	Trommsdorff

Stoffgruppe:	Imidazol

Anwendungsgebiete

Mykosen der Haut durch Dermatophyten und Hefepilze

Pharmakologische Eigenschaften

Wirkungsart:	fungizid
Wirkungsmechanismus:	Blockierung der essenziellen Ergosterol-Synthese zusätzlicher Effekt durch Benzo-Thiophen-Gruppe
Wirkungsspektrum:	Dermatophyten, Hefen, Schimmelpilze
Besonderheiten:	neben dem antimyzetischen Wirkungsspektrum werden auch grampositive Bakterien erfasst

Kommentar: Aufgrund günstiger pharmakokinetischer Werte, speziell der raschen, hohen und anhaltenden Penetration in die Haut (die antimyzetische Benzo-Thiophen-Gruppe ist hoch lipophil) könnte Sertaconazol in täglicher Einmalapplikation angewandt werden; als fungizides Azolderivat auch gegen T. mentagrophytes und anderweitig azolresistente C.-albicans-Stämme wirksam.

Kontraindikationen

Stillzeit, keine Anwendung im Brustbereich
Überempfindlichkeit gegenüber Wirkstoff und anderen Bestandteilen wie Methyl-4-hydroxybenzoat (Paragruppenallergie)
Nicht in die Augen bringen

Unerwünschte Wirkungen

Überempfindlichkeitsreaktionen der Haut:
leichtes Hautjucken und Hautrötungen sowie in Einzelfällen Kontaktdermatitis

Interaktionen

Bisher nicht bekannt

Dosierung

1 g Creme enthält 20 mg Sertaconazolnitrat

Die Anwendung erfolgt zweimal täglich durch Auftragen auf die erkrankten Hautareale

Als Behandlungsdauer werden 28 Tage empfohlen

Spezielle Anwendungen

Bestandteil der Kombinationstherapie bei hochkontagiösen zoophilen Dermatomykosen durch M. canis, T. mentagrophytes und T. verrucosum, parallel zur Therapie mit Griseofulvin oder Terbinafin

- sofortige Verabreichung bei klinischem Verdacht bzw. positivem Nativpräparat
- Dauer der Therapie bei zoophilem Erreger bis zum Negativ der Pilzkultur

Kommentar: Synergistischer Wirkungseffekt nur in Kombination mit Präparaten, die über einen azoldifferenten Wirkungsmechanismus verfügen (Griseofulvin, Terbinafin).

Zusatznutzen in der Kombinationstherapie ist das sofortige Wirksamwerden von fungizidem Sertaconazol und die Minimierung der Ansteckungsgefahr vor Beginn der systemischen Therapie, die erst nach der kulturellen Identifizierung des Krankheitserregers erfolgen sollte.

2.2.18 Terbinafin

Warenzeichen	Hersteller
Lamisil® Creme	Novartis Consumer Health
Lamisil® DermGel	Novartis Consumer Health
Lamisil® Spray	Novartis Consumer Health

Stoffgruppe: Allylamin

Anwendungsgebiete

Dermatomykosen, verursacht durch Dermatophyten oder Hefen

Pharmakologische Eigenschaften

Wirkungsart:	fungizid
Wirkungsmechanismus:	Hemmung der Squalenepoxidase
Wirkungsspektrum:	Dermatophyten, C.albicans, C. parapsilosis, C. africana, M. furfur
Besonderheiten:	hohe antimyzetische Wirksamkeit, keine Erregerlücken bei Dermatophyten

Kommentar: Aufgrund der fungiziden Wirkung auch gegenüber T. interdigitale und der Zugehörigkeit zu einer alternativen Antimykotika-Klasse den Imidazolderivaten in der Therapie von Dermatophytosen vorzuziehen. Die sporozide Wirkung ist geringer als bei Ciclopirox(-olamin).
In vitro ist Terbinafin gegenüber der Blastosporenform von C. albicans und M. furfur unwirksam. Die Zulassung der Creme beschränkt sich auf Tinea pedis interdigitalis.

Kontraindikationen

Anwendung am Auge
Kinder unter 5 Jahren
Schwangerschaft, Stillzeit
stark entzündliche Läsionen bzw. empfindliche Stellen (Gel, Spray – wegen alkoholischer Komponente)

Unerwünschte Wirkungen

Vorübergehend Juckreiz, Brennen oder Rötung der Haut

Interaktionen

Bislang nicht bekannt

Topische Antimykotika

Dosierung

Creme
1 g Creme enthält 10 mg Terbinafin
1-mal tägl. dünn auf die erkrankten Hautstellen auftragen und einreiben

Dauer	bei Tinea pedis interdigitalis	1 Woche
	bei Tinea plantaris	4 Wochen
	bei Pityriasis versicolor	2 Wochen

Gel
1 g Gel enthält 10 mg Terbinafin
1x tägl.

Spray
1g enthält 10 mg Terbinafin
1-mal tägl. bei Tinea
2-mal tägl. bei Pityriasis versicolor

Kommentar: Fungizid gegenüber Dermatophyten und im Unterschied zu zahlreichen Azolen auch gegenüber T. mentagrophytes und T. interdigitale wirksam.
Die Akkumulation von Terbinafin im Stratum corneum ermöglicht besonders kurze Therapiezeiten.

2.2.19 Tioconazol

Warenzeichen	Hersteller
Mykontral® Creme	RIEMSER
Mykontral® Lotion	RIEMSER
Mykontral® Puder	RIEMSER
Mykontral® Spray	RIEMSER

Stoffgruppe: Imidazol

Anwendungsgebiete

Mykosen der Haut durch Dermatophyten und Hefepilze, einschließlich Pityriasis versicolor
Erythrasma (Erreger: Corynebacterium minutissimum)

Pharmakologische Eigenschaften

Wirkungsart:	fungistatisch
Wirkungsmechanismus:	Blockierung der essenziellen Ergosterol-Synthese
Wirkungsspektrum:	Dermatophyten, Hefen, Schimmelpilze
Besonderheiten:	neben dem antimyzetischen Wirkungsspektrum werden auch grampositive Bakterien und der Erreger des Erythrasma (Corynebacterium minutissimum) erfasst

Kommentar: In der Behandlung von Dermatomykosen modernen fungiziden Präparaten wie Amorolfin, Ciclopiroxolamin, Terbinafin unterlegen.

Kontraindikationen

Schwangerschaft, 1. Trimenon
Stillzeit, keine Anwendung im Brustbereich
Überempfindlichkeit gegenüber Cetylstearylalkohol
Überempfindlichkeit gegenüber Propylenglykol
Nicht zur Anwendung am Auge

Unerwünschte Wirkungen

Überempfindlichkeitsreaktionen der Haut: leichtes Brennen sowie in Einzelfällen Kontaktdermatitis
Bei mehr als zweimaliger Anwendung am Tag Austrocknung der Haut möglich (Spray)

Interaktionen

Bisher nicht bekannt

Dosierung

100 g Creme, Puder bzw. 100 ml Spray, Lotion enthalten 1 g Tioconazol

2-mal täglich auf die erkrankten und unmittelbar angrenzenden Hautstellen auftragen, leicht einreiben, aufstreuen bzw. sprühen

Die Dauer der Therapie beträgt bei Erkrankungen durch Dermatophyten 4–8 Wochen, bei Pityriasis versicolor ca. 7 Tage

Kommentar: Spray ist besonders geeignet zur Anwendung auf behaarten Körperstellen und enthält kein Treibgas.

2.2.20 Tolciclat

Warenzeichen	Hersteller
Fungifos® Creme	Combustin
Fungifos® Lösung	Combustin

Stoffgruppe: Thiocarbamat

Anwendungsgebiete

Dermatomykosen, verursacht durch Dermatophyten

Pharmakologische Eigenschaften

Wirkungsart:	fungizid
Wirkungsmechanismus:	unbekannt
Wirkungsspektrum:	Dermatophyten
Besonderheiten:	synthetisches Antimykotikum
	enges Wirkungsspektrum
	keine Erregerlücken bei Dermatophyten
	wirksam gegenüber Corynebacterium minutissimum, nicht jedoch gegenüber grampositiven und gramnegativen Bakterien

Kommentar: Wegen Zugehörigkeit zu einer exklusiven Antimykotika-Klasse Alternative zu den zahlreichen Imidazolderivaten in der Therapie von Dermatophytosen.

Kontraindikationen

Anwendung am Auge
Dermatomykosen durch Hefen und Schimmelpilze
Überempfindlichkeit gegenüber Wirkstoff und anderen Bestandteilen wie Macrogol 400 und Butylhydroxytoluol (Lösung) oder Cetylstearylalkohol (Creme)
Schwangerschaft, Stillzeit

Unerwünschte Wirkungen

Vorübergehend Bläschen, Juckreiz, Brennen oder Rötung der Haut
Allergisierung selten

Interaktionen

Bei gleichzeitiger Anwendung Verminderung der Reißfestigkeit von Latex-Kondomen möglich (Creme)

Dosierung

1 g Creme bzw. 1 ml Lösung enthalten 10 mg Tolciclat
1- bis 3-mal tägl. auf die erkrankten Hautstellen auftragen und einreiben
Dauer der Therapie zwischen 2–4 Wochen

Kommentar: Fungizid gegenüber Dermatophyten und im Unterschied zu zahlreichen Azolen auch gegenüber T. mentagrophytes wirksam.

Spezielle Anwendungen

Bestandteil der Kombinationstherapie bei hochkontagiösen zoophilen Dermatomykosen durch M. canis, T. mentagrophytes und T. verrucosum, parallel zur Therapie entweder mit Griseofulvin, Fluconazol, Itraconazol oder Terbinafin

- sofortige Verabreichung bei klinischem Verdacht bzw. positivem Nativpräparat
- Dauer der Therapie bei zoophilem Erreger bis zum Negativ der Pilzkultur

Kommentar: Synergistischer Wirkungseffekt mit Griseofulvin, Fluconazol, Itraconazol und Terbinafin.
Zusatznutzen in der Kombinationstherapie ist das sofortige Wirksamwerden von Tolciclat und die Minimierung der Ansteckungsgefahr vor Beginn der systemischen Therapie, die erst nach der kulturellen Identifizierung des Krankheitserregers erfolgen sollte.

2.2.21 Tolnaftat

Warenzeichen	Hersteller
Tinatox® Creme	RIEMSER
Tinatox® Lösung	RIEMSER
Tolnaftat Puder N	Pharma Wernigerode
Tolnaftat Spray Lösung	Pharma Wernigerode
Tonoftal® Creme	Essex Pharma
Tonoftal® Lösung	Essex Pharma
Tonoftal® Puder	Essex Pharma

Stoffgruppe:	Thiocarbamat

Anwendungsgebiete

Dermatomykosen, verursacht durch Dermatophyten

Pharmakologische Eigenschaften

Wirkungsart:	fungizid
Wirkungsmechanismus:	unbekannt
Wirkungsspektrum:	Dermatophyten
Besonderheiten:	synthetisches Antimykotikum
	enges Wirkungsspektrum
	keine Erregerlücken bei Dermatophyten
	wirksam gegenüber Corynebacterium minutissimum, nicht jedoch gegenüber grampositiven und gramnegativen Bakterien

Kommentar: Stärkere fungizide Wirkung gegenüber T. interdigitale als gegenüber T. rubrum; wegen Zugehörigkeit zu einer exklusiven Antimykotika-Klasse Alternative zu den zahlreichen Imidazolderivaten in der Therapie von Dermatophytosen.

Kontraindikationen

Anwendung am Auge
Dermatomykosen durch Hefen und Schimmelpilze
Überempfindlichkeit gegenüber Wirkstoff und anderen Bestandteilen wie Macrogol 400 und Butylhydroxytoluol (Lösung) oder Cetylstearylalkohol (Creme)
Schwangerschaft, Stillzeit

Topische Antimykotika

Unerwünschte Wirkungen

Vorübergehend Bläschen, Juckreiz, Brennen oder Rötung der Haut
Allergisierung selten

Interaktionen

Bei gleichzeitiger Anwendung Verminderung der Reißfestigkeit von Latex-Kondomen möglich (Creme)

Dosierung

100 g Creme, Spray bzw. 100 ml Lösung enthalten 1 g,
1 g Puder 5 mg Tolnaftat

1- bis 2-mal täglich auf die erkrankten Hautstellen auftragen und einreiben
bzw. aufsprühen oder aufstreuen (1 cm Cremestrang entspricht etwa 0,3 g
Creme)
Dauer der Therapie zwischen 2–4 Wochen

Kommentar: Fungizid gegenüber Dermatophyten und im Unterschied zu
zahlreichen Azolen auch gegenüber T. mentagrophytes wirksam.

Spezielle Anwendungen

Bestandteil der Kombinationstherapie bei hochkontagiösen zoophilen Dermatomykosen durch M. canis, T. mentagrophytes und T. verrucosum, parallel
zur Therapie entweder mit Griseofulvin, Fluconazol, Itraconazol oder
Terbinafin

* sofortige Verabreichung bei klinischem Verdacht bzw. positivem Nativpräparat
* Dauer der Therapie bei zoophilem Erreger bis zum Negativ der Pilzkultur

Kommentar: Synergistischer Wirkeffekt mit Griseofulvin, Fluconazol, Itraconazol und Terbinafin.
Zusatznutzen in der Kombinationstherapie ist das sofortige Wirksamwerden
von Tolnaftat und die Minimierung der Ansteckungsgefahr vor Beginn der
systemischen Therapie, die erst nach der kulturellen Identifizierung des
Krankheitserregers erfolgen sollte.

2.2.21 Tolnaftat

Warenzeichen	Hersteller
Tinatox® Creme	RIEMSER
Tinatox® Lösung	RIEMSER
Tolnaftat Puder N	Pharma Wernigerode
Tolnaftat Spray Lösung	Pharma Wernigerode
Tonoftal® Creme	Essex Pharma
Tonoftal® Lösung	Essex Pharma
Tonoftal® Puder	Essex Pharma

Stoffgruppe: Thiocarbamat

Anwendungsgebiete

Dermatomykosen, verursacht durch Dermatophyten

Pharmakologische Eigenschaften

Wirkungsart:	fungizid
Wirkungsmechanismus:	unbekannt
Wirkungsspektrum:	Dermatophyten
Besonderheiten:	synthetisches Antimykotikum
	enges Wirkungsspektrum
	keine Erregerlücken bei Dermatophyten
	wirksam gegenüber Corynebacterium minutissimum, nicht jedoch gegenüber grampositiven und gramnegativen Bakterien

Kommentar: Stärkere fungizide Wirkung gegenüber T. interdigitale als gegenüber T. rubrum; wegen Zugehörigkeit zu einer exklusiven Antimykotika-Klasse Alternative zu den zahlreichen Imidazolderivaten in der Therapie von Dermatophytosen.

Kontraindikationen

Anwendung am Auge
Dermatomykosen durch Hefen und Schimmelpilze
Überempfindlichkeit gegenüber Wirkstoff und anderen Bestandteilen
wie Macrogol 400 und Butylhydroxytoluol (Lösung) oder Cetylstearylalkohol (Creme)
Schwangerschaft, Stillzeit

Unerwünschte Wirkungen

Vorübergehend Bläschen, Juckreiz, Brennen oder Rötung der Haut
Allergisierung selten

Interaktionen

Bei gleichzeitiger Anwendung Verminderung der Reißfestigkeit von Latex-
Kondomen möglich (Creme)

Dosierung

100 g Creme, Spray bzw. 100 ml Lösung enthalten 1 g,
1 g Puder 5 mg Tolnaftat

1- bis 2-mal täglich auf die erkrankten Hautstellen auftragen und einreiben
bzw. aufsprühen oder aufstreuen (1 cm Cremestrang entspricht etwa 0,3 g
Creme)
Dauer der Therapie zwischen 2–4 Wochen

Kommentar: Fungizid gegenüber Dermatophyten und im Unterschied zu
zahlreichen Azolen auch gegenüber T. mentagrophytes wirksam.

Spezielle Anwendungen

Bestandteil der Kombinationstherapie bei hochkontagiösen zoophilen Dermatomykosen durch M. canis, T. mentagrophytes und T. verrucosum, parallel
zur Therapie entweder mit Griseofulvin, Fluconazol, Itraconazol oder
Terbinafin

- sofortige Verabreichung bei klinischem Verdacht bzw. positivem Nativpräparat
- Dauer der Therapie bei zoophilem Erreger bis zum Negativ der Pilzkultur

Kommentar: Synergistischer Wirkeffekt mit Griseofulvin, Fluconazol, Itraconazol und Terbinafin.
Zusatznutzen in der Kombinationstherapie ist das sofortige Wirksamwerden
von Tolnaftat und die Minimierung der Ansteckungsgefahr vor Beginn der
systemischen Therapie, die erst nach der kulturellen Identifizierung des
Krankheitserregers erfolgen sollte.

3 Therapie ausgewählter Problemmykosen

3.1 Tinea unguium (Onychomykose)

Grundzüge:

Die Erreger der Onychomykose befinden sich häufig in für interne und externe Antimykotika schwer zugänglichen Hohlräumen der infizierten Nagelplatte bzw. im Nagelbett. Vor der antimyzetischen Therapie sollten diese durch folgende adjuvante Maßnahmen freigelegt werden:

- Anwendung von 40%iger Harnstoffsalbe (atraumatische chemische Teilablösung),
- steriles Fräsen (mechanische Methode) oder
- Laserbehandlung (physikalische Methode).

Auch die verbliebenen Bestandteile der Nagelplatte sind nicht vaskularisiert, so dass erst der kombinierte Einsatz von internen und externen Antimykotika 100%ige Heilungsraten ermöglicht.

Therapeutisches Herangehen:

- bei Nagelbefall bis 50 %:
  adjuvante Maßnahmen und
  antimyzetische Lacke (Basistherapie)
- bei Nagelbefall über 50 %:
  adjuvante Maßnahmen,
  antimyzetische Lacke und
  systemische Antimykotika (Kombinationstherapie)

Damit ergibt sich folgendes Therapiekonzept:
1. Abtragen der pilzhaltigen Strukturen
2. Auftragen antimyzetischer Lacke
3. Erregerabhängige systemische Therapie
4. Reinfektionsschutz

Topische Therapie

Ciclopirox oder Amorolfin in medizinischen Nagellacken

Systemische Therapie

Griseofulvin, Fluconazol, Itraconazol oder Terbinafin

Dosierung und Dauer der Anwendung systemischer Antimykotika bei Onychomykose

Substanz	Dosierung	Zeitdauer
Griseofulvin	500 mg/d	mindestens 6 Monate
Fluconazol	150 mg Einmaldosis/Woche	3–6(–12) Monate (Zehennägel)
Itraconazol	2-mal/d 200 mg	3- bis 5-mal 7 Tage[1]
Terbinafin	250 mg/d	6–12 Wochen (Zehennägel)

[1] Zwischen den Therapiezyklen sollten jeweils behandlungsfreie Intervalle von 3 Wochen liegen

Kommentar: Das mikrobiologische Substrat der Onychomykose bilden neben Pilzhyphen auch in Ruhephase befindliche Pilzsporen. Proliferationshemmende topische Antimykotika wie die Azole oder das Allylamin Amorolfin sind daher weniger effektiv als multifaktoriell agierende Antimykotika wie Ciclopirox(-olamin). Wegen bestehender Erregerlücken bei Fluconazol und Itraconazol gegenüber T. interdigitale und bei Terbinafin gegenüber C. albicans ist vor der systemischen Therapie der exakte Erregernachweis erforderlich. Eine effektive Expositions- und Dispositionsprophylaxe erfolgt durch Ausschluss erneuter Erregerkontakte infolge Barfußlaufen in öffentlichen Einrichtungen, im eigenen Haushalt sowie durch Umgehung von Traumata, Feuchtigkeitsstaus und Durchblutungsstörungen. Behandlung von Schuhwerk und Textilien mit Desinfektionsmitteln und/oder antimyzetischem Puder (Ciclopiroxolamin).

3.2 Tinea capitis

Grundzüge:

Die Tinea capitis wird in Mittel- und Südeuropa überwiegend durch hochvirulente, teils obligat pathogene (M. canis) und extrem kontagiöse Erreger hervorgerufen. Da hauptsächlich Kinder betroffen sind, unterliegt die Therapie Besonderheiten. Höchste Priorität besitzt eine schnelle und sichere Wirksamkeit der Präparate bei gleichzeitig geringstmöglichen Nebeneffekten und kindgerechter Darreichungsform (Saft). Gleiche Prinzipien gelten für die Therapie der Tinea corporis. Aufgrund der Schwere und Ausdehnung von Tinea capitis durch zoophile (M. canis, T. mentagrophytes, T. verrucosum) und anthropophile (T. tonsurans, T. violaceum, T. soudanense, M. audouinii) Erreger ist eine systemische Therapie erforderlich. Wegen der hohen Ansteckungsgefahr ist eine topische Therapie von Beginn an unerlässlich.

Topische Therapie

Amorolfin, Bifonazol, Ciclopiroxolamin, Clotrimazol, Croconazol, Econazol, Fenticonazol, Griseofulvin, Isoconazol, Ketoconazol, Miconazol, Natamycin, Naftifin, Oxiconazol, Sertaconazol, Terbinafin, Tioconazol, Tolciclat oder Tolnaftat
Farbstoffe

Systemische Therapie

Griseofulvin, Fluconazol, Itraconazol oder Terbinafin

Kommentar: Bei der Kombinationstherapie sollte die Auswahl der Präparate so erfolgen, dass zwischen topischem und systemischem Antimykotikum ein synergistischer Wirkungseffekt entsteht.
Aufgrund der Wirksamkeitslücke der systemischen Azole ist Terbinafin bei Spezies der Gattung Trichophyton Mittel der Wahl.

Medikamentöse Therapie der Tinea capitis bei ausgewählten Erregern

Antimykotikum	Spezies	
	M. canis	T. verrucosum
	M. audouinii	T. mentagrophytes
Griseofulvin	10 mg/kg KG	
Fluconazol[1]	5–10 mg/kg KG	
Itraconazol[2]	5 mg/kg KG	
Terbinafin[2]	> 40 kg KG: 250 mg/d	> 40 kg KG: 250 mg/d
	20–40 kg KG: 125 mg/d	20–40 kg KG: 125 mg/d
	< 20 kg KG: 62,5 mg/d	< 20 kg KG: 62,5 mg/d

Stets in Kombination mit dem synergistischen Topikum Ciclopiroxolamin!

[1] Fehlt eine therapeutische Alternative, ist es bei Kindern über 1 Jahr praktisch zugelassen

[2] Zur Therapie im Kindesalter in Deutschland nicht zugelassen

Behandlungsdauer kontinuierlich vom Zeitpunkt der Diagnosestellung bis zum Negativ der Pilzkultur, d. h. in Einzelfällen bis zu 8 Monate und darüber hinaus.

Kommentar: Das mikrobielle Substrat zoophiler Dermatomykosen sind teils massive Sporenmanschetten. Idealer Kombinationspartner der systemischen Präparate ist deshalb der sporozide Wirkstoff Ciclopiroxolamin. Befallene Haare sollten geschert werden. Kinder sind unter einer effektiven Kombinationstherapie prinzipiell nicht mehr ansteckend und können, sofern kein schweres klinisches Bild vorliegt, bereits nach kurzer Zeit in ihr jeweiliges Kollektiv zurückkehren. (Cave: Es besteht keine Melde- und somit keine Quarantänepflicht!)

3.3 Vulvovaginalmykose

Grundzüge:

Bei der übergroßen Mehrheit der Infektionen, die zumeist sporadisch und akut auftreten, ist eine topische Behandlung ohne Partnertherapie und ohne intestinale Sanierung zielführend. Ebenso kann bei unkomplizierten Mykosen die einmalige systemische Applikation von Fluconazol oder eine Eintagestherapie mit Itraconazol erfolgreich sein. Chronische bzw. persistierende Infektionen stellen dagegen fast immer eine Indikation für die systemische Therapie dar. Das Therapiekonzept dieser Erkrankung besteht aus mehreren Stufen.

Akute Vulvovaginalkandidose

Topische Therapie (Stufe 1)
Ciclopiroxolamin, Oxiconazol, Clotrimazol, Econazol, Fenticonazol, Miconazol oder Nystatin

Systemische Therapie (Stufe 2)
Fluconazol – Einmaldosis 150 mg (Fungata®) oder
Itraconazol – Eintagestherapie 2-mal 200 mg (Siros®)

Kommentar: Systemische Kurzzeittherapien sind bei C. glabrata aufgrund höherer MHK-Werte kontraindiziert. C. glabrata ist genetisch haploid und neigt bei längerfristiger Unterdosierung zur Resistenzbildung. Eine empirische systemische Therapie ist deshalb kontraindiziert.

Chronische und persistierende Vaginalkandidose

Kombinationstherapie (Stufe 3)
bestehend aus
• systemischer Therapie (Säule 1)
  (Fluconazol, Itraconazol)
• orointestinaler Pilzdekontamination (Säule 2)
  (Amphotericin B, Natamycin oder Nystatin)
• topischer Therapie (Säule 3)
  (Ciclopiroxolamin)

Kommentar: Molekulargenetische Untersuchungen konnten zeigen, dass sowohl orointestinale Pilzbesiedlungen der Patientin als auch orale und/oder genitale Pilzherde von Sexualpartner/in Reinfektionsquelle sein können. Die chronisch rezidivierende Vulvovaginalkandidose gehört daher zu den wenigen Mykosen, bei denen eine selektive Pilzdekontamination angezeigt ist. Eventuelle Prothesen sollten geschliffen, gegebenenfalls mit Prothesenlack (Dumicoat®, enthält Miconazol) bepinselt und mit Corega-Tabs desinfiziert werden. Kariöse Zähne sind vor einer medikamentösen Therapie unbedingt zu sanieren. Da die Patientin bereits ein internes Azolpräparat erhält und bei Bedarf mit einem Polyen selektiv dekontaminiert wird, ist für die topische Behandlung ein Medikament mit azol- und polyendifferentem Wirkungsmechanismus sinnvoll (Ciclopiroxolamin als Vaginalzäpfchen bzw. Intravaginalcreme parallel zu den anderen Therapeutika). Zwischen Ciclopiroxolamin, den Polyenen (Amphotericin B, Natamycin, Nystatin) und den systemischen Triazolen (Fluconazol, Itraconazol) ergibt sich ein dreidimensionaler Wirkungseffekt.

Orale medikamentöse Therapie der chronisch rezidivierenden Vulvovaginalmykose

Erreger	Präparat	Dosierung/d
C. africana		
C. albicans	Fluconazol	200 mg
C. tropicalis	oder	
C. parapsilosis	Itraconazol	200 mg
C. glabrata	Fluconazol oder	800 mg
	Voriconazol[1]	400 mg
C. krusei	Voriconazol[1]	400 mg

Therapiedauer: mindestens 12 Tage

[1] Voriconazol ist für diese Indikation noch nicht zugelassen.

Selektive Dekontamination: Bei oralem und intestinalem Erregernachweis 4x tgl. Amphotericin B Lutschtabletten bzw. Tabletten, Nystatin Mundgel, Filmtabletten bzw. Dragees oder Natamycin Lutschtabletten bzw. Dragees

Topische Therapie: Ciclopiroxolamin Vaginalzäpfchen bzw. Intravaginalcreme

Rezidivprophylaxe

200 mg Fluconazol oder 200 mg Itraconazol als wöchentliche Einmaldosis über mindestens 20 Wochen, eine Dauermedikation ist möglich

Kommentar: Die empfohlene Rezidivprophylaxe gilt nur für gut empfindliche Candida-Spezies, nicht für C. glabrata. Aufgrund der hohen MHK-Werte von C. krusei ist eine systemische Therapie mit Fluconazol und Itraconazol bei diesem Erreger in der Regel nicht zielführend (Ciclopiroxolamin topisch, Voriconazol systmisch).

3.4 Systemmykosen

Grundzüge:

Systemmykosen (syn. tieflokalisierte Mykosen, Endomykosen, Organmykosen) sind eine absolute Indikation für die systemische antimyzetische Therapie.

Präparate:

Amphotericin B, Caspofungin, Flucytosin, Fluconazol, Itraconazol oder Voriconazol

Die Wahl eines Antimykotikums zur Therapie einer Systemmykose wird im Wesentlichen von zwei infektiologischen Parametern bestimmt, (1) der Art des zugrunde liegenden Erregers und (2) dem Zustand der Infektabwehr.

Wirkspektren von Antimykotika zur Therapie von Systemmykosen

Spezies	Flucon-azol Diflucan®	Itracon-azol Sempera® Sporanox®	Voricon-azol Vfend®	Ampho-tericin B Ambisome® Ampho-tericin B	Caspo-fungin CANCI-DAS®	Flucy-tosin* Ancotil®
C. albicans	+++	+++	+++	+++	+++	+++
C. tropicalis	+++	+++	+++	+++	+	+++
C. africana	+++	+++	+++	+++	?	+
C. dubliniensis	0	+++	+++	+++	?	+++
C. glabrata	+**	0	+++	+++	+++	+++
C. krusei	0	0	+++	+++	+++	+++
C. lusitaniae	+++	+++	+++	0	+++	+++
C. guilliermondii	0	0	+++	0	0	+++
C. parapsilosis	+++	+++	+++	+++	+**	+++
Cr. neoformans	+++	+***	+++	+++	0	+++
A. flavus	0	+	+++	0	?	+
A. fumigatus	0	+	+++	+++	+	+
A. granulosus	0	+	+++	+++	?	0
A. nidulans	0	+	+++	+++	?	+
A. niger	0	+	+++	+++	?	+
A. terreus	0	+	+++	0	+	+
P. marneffei	0	+	+++	+++	?	+
Sc. apiospermum	0	0	+++	+	?	0
Fusarium spp.	0	0	+++	0	0	0
Mucoraceen	0	0	0	+++	0	0

Fettgedruckt: Spezies gehören zur Gefahrenklasse 2 gemäß „Einstufung von Pilzen in Risikogruppen" des Bundesarbeitsblatt 10/2002

+++ sehr gute Wirksamkeit, + wirksam, 0 unwirksam, ? Wirkung nicht bekannt

* nur in Kombination mit anderen Antimykotika verwenden
** Dosiserhöhung notwendig
*** nicht liquorgängig

Medikamentöse Therapie von Systemmykosen

Mykose	Indikation	Therapie
Kandidose	HLA-DR der Monozyten > 20 % bei stark reduzierter Abwehr: HLA-DR der Monozyten < 20 %	Fluconazol, Voriconazol i.v. nur 1. Tag 2x 6 mg/kg KG ab 2. Tag 2x 4 mg/kg KG Voriconazol oral nur 1. Tag 2x 400 mg > 40 kg ab 2. Tag 2x 200 mg Kinder i.v. / oral 1. Tag 6 mg/kg KG ab 2. Tag 4 mg/kg KG Bei Nichtansprechen kann die Dosis auf 2x 300 mg erhöht werden Amphotericin B/Flucytosin, Caspofungin 50 mg/d
Aspergillose	invasive Aspergillose	Voriconazol i.v. nur 1. Tag 2x 6 mg/kg KG ab 2. Tag 2x 4 mg/kg KG Voriconazol oral nur 1. Tag 2x 400 mg > 40 kg ab 2. Tag 2x 200 mg Kinder i.v. / oral 1. Tag 6 mg/kg KG ab 2. Tag 4 mg/kg KG Bei Nichtansprechen kann die Dosis auf 2x 300 mg erhöht werden Amphotericin B/Flucytosin Caspofungin 70 mg/d Itraconazol i.v. 200 mg/d
	Prophylaxe Aspergillom	Itraconazol 200 mg/d oral keine Antimykotika, chirurgische Therapie
Krypto-kokkose	pulmonale Kryptokokkose	Fluconazol 400 mg/d oral oder Itraconazol 200 mg/d oral
	disseminierte Krypto-kokkose	Amphotericin B/Flucytosin
	Suppressionstherapie	Fluconazol 200 mg/d oral

Therapie systemischer Kandidosen mit Fluconazol

Erreger	Erwachsene	Kinder	Säuglinge bis 2. Woche
C. albicans C. tropicalis C. parapsilosis	1. Tag 800 mg, dann 400 mg	1. Tag 3–6 mg/kg KG, dann 3 mg/kg KG	3–6 mg/kg KG alle 72 h
C. glabrata	800 mg zur Dauer- anwendung	10 mg/kg KG zur Dauer- anwendung	10 mg/kg KG alle 72 h

Behandlungsdauer nicht unter 2 Wochen, üblicherweise 3 Monate unter wiederholter Erhebung des Immunstatus. Bei Kryptokokkose lebenslange Therapieanwendung.

Therapie systemischer Kandidosen mit Fluconazol bei Nierenersatzverfahren

Verfahren	Formel	Dosierungs- empfehlung
Kontinuierliche Hämodialyse (CAVDH**, CVVHD**)	3,8–2,2 x volle tägl. Erhaltungs- dosis (400 mg)* oder	1560–880 mg
	3,8–2,2 x ½ tägl. Erhaltungs- dosis (200 mg)	760–440 mg
Kombinierte Dialysat-Ultrafiltratrate		1,5 oder 0,5 l/h
Kontinuierliche Hämofiltration (CAVH***, CVVH***)	2,2 x volle tägl. Erhaltungsdosis (400 mg) oder	800 mg
	2,2 x ½ tägl. Erhaltungsdosis (200 mg)	440 mg
Ultrafiltratrate		0,5 l/h
Intermittierende Hämodialyse	1 x Erhaltungsdosis nach jeder Dialyse	Nach Indikation 100–800 mg

*   Bei lebensbedrohlichen Candida-Infektionen
**   CAVHD: Kontinuierliche arteriovenöse Hämodialyse
      CVVHD: Kontinuierliche venovenöse Hämodialyse
*** CAVH: Kontinuierliche arteriovenöse Hämofiltration
      CVVH: Kontinuierliche venovenöse Hämofiltration

Therapie systemischer Mykosen mit der Kombination Amphotericin B/
Flucytosin

Dosierung i.v.	Medikament	
	Amphotericin B	
	konventionelles	liposomales
Testdosis	0,1 mg/kg über 5 min	entfällt
initial 1 h danach	0,5 mg/kg/d in 3 h	1,0 mg/kg/d
tgl. Steigerung auf	1,0 mg/kg/d	3,0 mg/kg/d
max. Tagesdosis	1,5 mg/kg	4,0 mg/kg
Gesamtdosis	4 g	16 g

	Flucytosin		
bei normaler		bei Niereninsuffizienz	
Nierenfunktion	Kreatinin-Clearance	Dosis	Intervall
150 mg/kg KG/d	(ml/min)	(mg/kg)	(h)
in 4 Einzeldosen	40	37,5	12
je 37,5 mg/kg KG	20	37,5	24
als Kurzzeitinfusion	10	37,5	24–28
20–40 min für 250 ml	< 10	37,5	initial
im Abstand von 6 Stunden	dann 6–17,5	je HWZ	

3.5 Außereuropäische Systemmykosen und andere seltene Mykosen

Grundzüge:

Außereuropäische Systemmykosen und Inokulationsmykosen werden in der Regel über lange Zeit mit systemischen Antimykotika behandelt. Bei schweren Verläufen überwiegt der Einsatz von Amphotericin B. Beim Maduramyzetom, der Sporotrichose und anderen nicht generalisierenden Infektionen zeichnet sich ein Wechsel vom Amphotericin B zu den besser verträglichen Oralantimykotika Itraconazol und Terbinafin ab. Wegen der Exotik der meisten Erkrankungen sei lediglich tabellarisch auf die in Frage kommenden Medikamente hingewiesen.

Außereuropäische Systemmykosen, weitere seltene Mykosen und deren Chemotherapie

Erkrankung	Erreger	Therapeutikum
Scedosporidiose	Scedospium spp.	Voriconazol
Fusariose	Fusarium spp.	Voriconazol
Amerikanische Histoplasmose	Histoplasma capsulatum var. capsulatum	Amphotericin B, Itraconazol, Terbinafin
Afrohistoplasmose	Histoplasma capsulatum var. duboisii	Amphotericin B, Itraconazol, Terbinafin
Blastomykose	Blastomyces dermatitidis	Amphotericin B, Itraconazol, Terbinafin
Parakokzidioido-mykose	Paracoccidioides brasiliensis	Amphotericin B, Itraconazol, Terbinafin
Kokzidioidomykose	Coccidioides immitis	Amphotericin B, Itraconazol, Terbinafin
Sporotrichose	Sporothrix schenckii	Itraconazol, Terbinafin
Trichosporose	Trichosporon mucoides	Itraconazol, Fluconazol
Chromomykose	Familie der Dematiaceae	Itraconazol
Eumyzetom	diverse Pilzarten	Itraconazol

Sachverzeichnis